BLV aktiv + gesund

Doris Grätz

AUGENTRAINING
im Alltag

Ausgleichsprogramme für
beanspruchte Augen

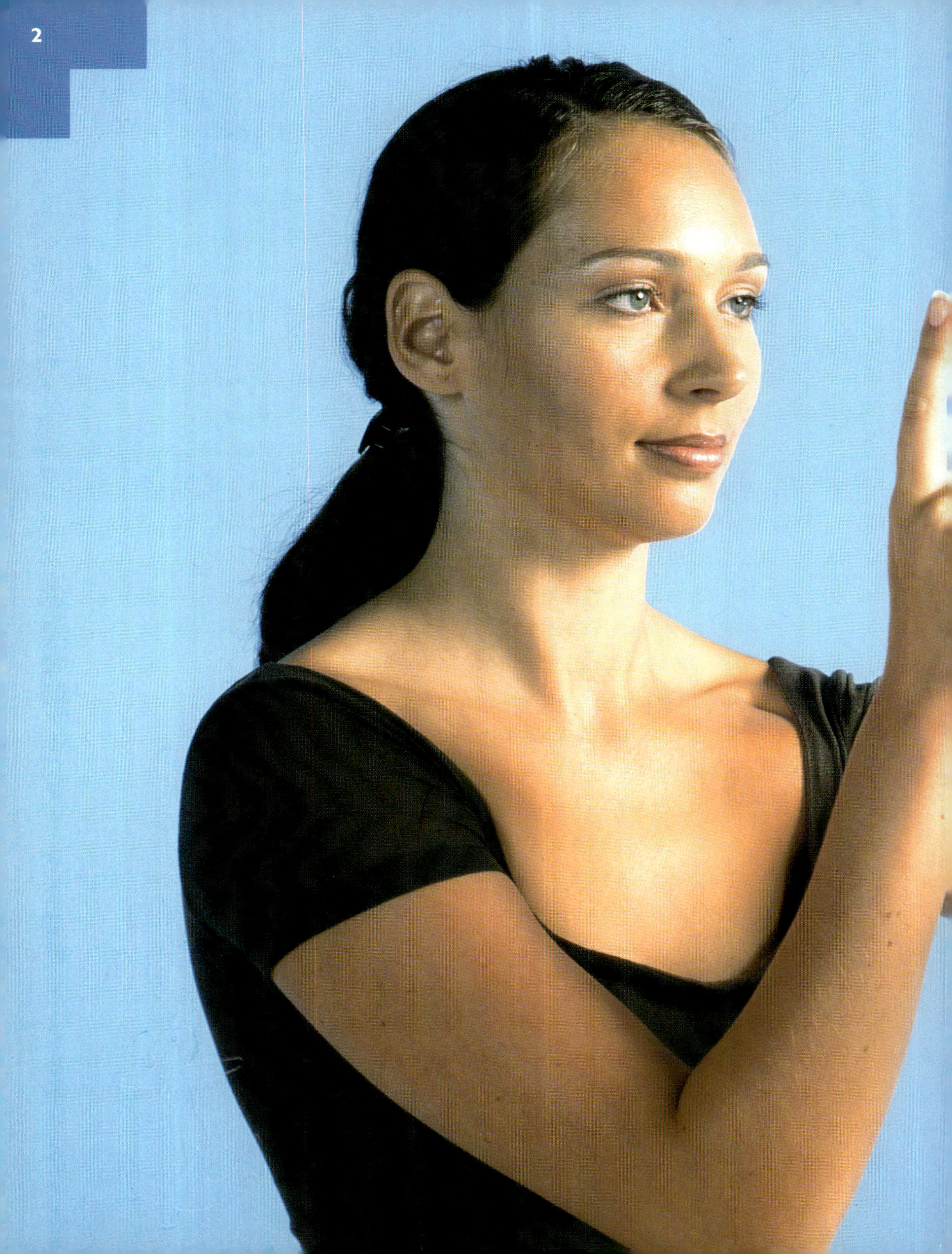

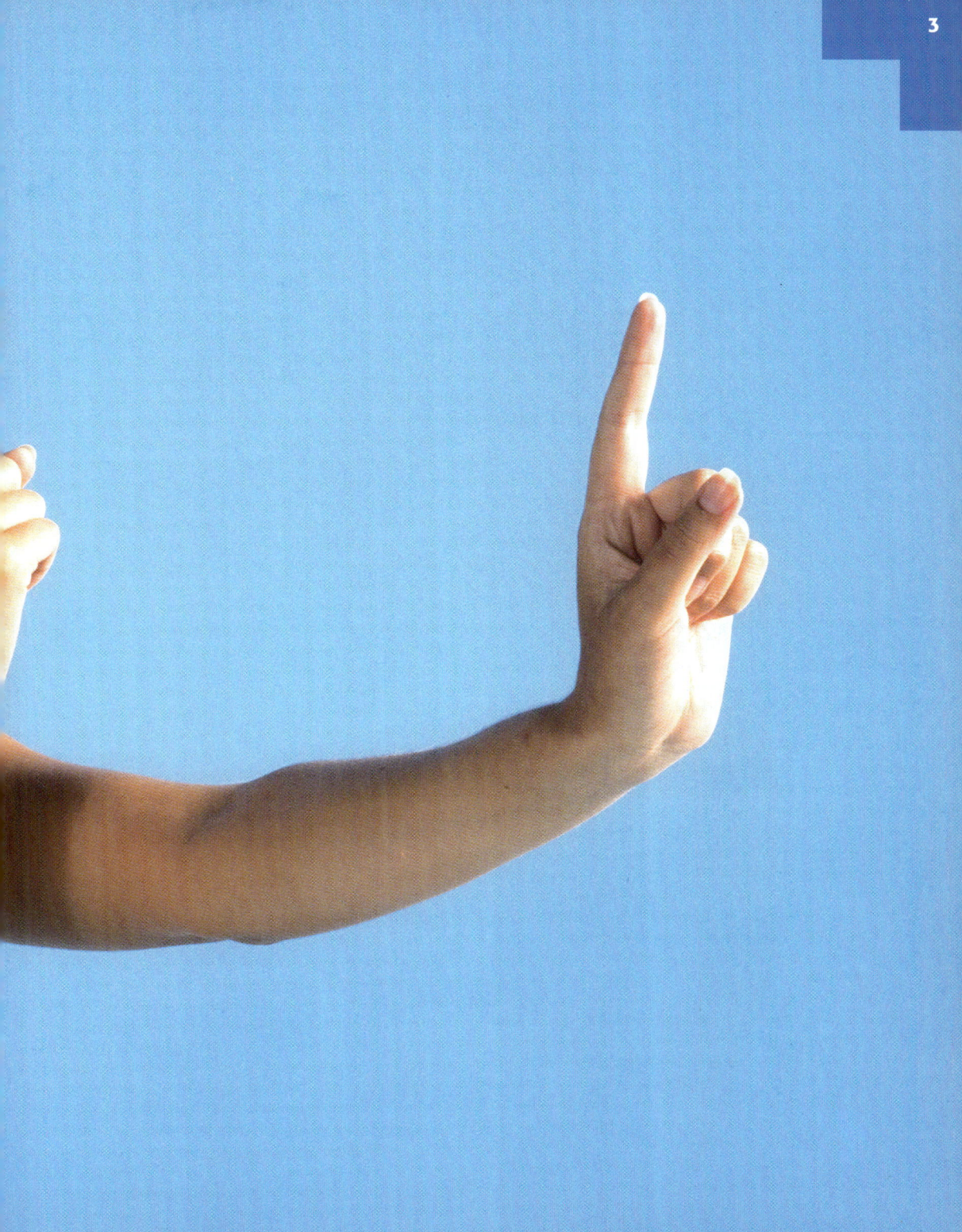

Die Deutsche Bibliothek –
CIP-Einheitsaufnahme

Ein Titeldatensatz für diese Publikation ist bei
Der Deutschen Bibliothek erhältlich.

Demonstration der Übungen:
Nicole Christin

Bildnachweis
Alle Fotos: Ulli Seer außer:
Stockfood: S. 18
Grafiken: Jörg Mair

Abdruck der Abbildungen aus T. Ditzinger/
A. Kuhn »Phantastische Bilder II« auf S. 27
und 95 mit freundlicher Genehmigung des
Südwest Verlags, München.

Satz & Layout: Atelier Steinbicker, München
Umschlaggestaltung: Atelier Steinbicker
Umschlagfoto: Ulli Seer
Lektorat: Edith Ch. Kiel
Herstellung: Manfred Sinicki

BLV Verlagsgesellschaft mbH München Wien Zürich 80797 München

© BLV Verlagsgesellschaft mbH,
München 2001

Druck und Bindung: Passavia, Passau

Gedruckt auf chlorfrei gebleichtem Papier

Printed in Germany · ISBN 3-405-16073-1

Doris Grätz
Diplom-Sportökonomin mit der Zusatz-
qualifikation European Master of Health
and Fitness. Die Autorin arbeitet seit
1986 in der Erwachsenenbildung mit
dem Schwerpunkt Gesundheitsmanage-
ment. Ihre Erfahrungen im Bereich Ar-
beitsplatzmanagement resultieren aus
ihrer Tätigkeit für die Motio GmbH und
die damit verbundenen Präventions-
trainings für Mitarbeiter direkt an ihren
Arbeitsplätzen. Neben der Vermittlung
von Gesundheitskompetenz betreut
sie auch Unternehmen und Mitarbeiter
bei der Entwicklung ihrer Kommunika-
tionsqualitäten.

Motio GmbH, München
Die Motio GmbH ist ein bundesweit
tätiges Beratungs- und Trainingsunter-
nehmen mit 12 Standorten. Basierend
auf den 3 Säulen Gesundheitsmanage-
ment, Team- und Kommunikations-
entwicklung gestaltet es im Dialog mit
Unternehmen kontinuierliche Optimie-
rungsprozesse (KOP).
Weitere Informationen erhalten Sie
unter Tel.: +49-89-18 10 24,
motio.muc@t-online.de oder
www.motio.de

Danksagung
Ich danke …
Judith Brenneis für ihr konstruktives Feed-
back und ihre Fachkompetenz, mit der sie
mich maßgeblich bei der Erstellung der
funktionellen Übungen unterstützt hat.
Michael Lauerbach, für dessen kritische und
einfallsreiche Überarbeitung des theoreti-
schen Teils.
Meinen Freunden und Kollegen für ihre
motivierenden Worte und hilfreichen Tipps.
Den Teilnehmern meiner bisherigen Ge-
sundheitskurse, die mir mit ihren Erlebnissen
große Erfahrung haben zukommen lassen.

Inhalt

Einführung

*»So wie man nicht die Augen ohne den Kopf
und den Kopf nicht ohne den Körper
heilen sollte, so sollte man den Körper
nicht ohne die Seele behandeln.«*

SOKRATES

Im Zeitalter der Informationstechnologie wird es zunehmend von Bedeutung, schnell und effektiv möglichst viele Informationen aufzunehmen. Hierzu setzen wir Menschen neben dem akustischen, gustatorischen, olfaktorischen und kinästhetischen am stärksten unseren visuellen Sinn ein. Visuelle Informationen erhalten wir entweder in Form von Texten und Bildern in Zeitungen, Büchern, ausgedruckten oder handschriftlichen Schriftstücken sowie in elektronischer Form via Fernsehen, Internet oder Email. Auch die Arbeitswelt zeichnet sich aus durch den Einsatz elektronischer Medien, an denen die Menschen hauptsächlich an Monitoren oder Displays arbeiten.

Die visuelle Informationsaufnahme und -bearbeitung im Berufs- und Alltagsleben stellt für unser optisches System eine sehr einseitige Belastung dar, welche zu einer hohen Beanspruchung unserer Augen führt und entsprechende Einschränkungen sowie Veränderungen des Wohlbefindens vor allem bezüglich unseres optischen Systems verursachen kann. Ganzheitlich betrachtet liegen die Ursachen hierfür jedoch nicht nur bei der visuellen Informationsaufnahme, vielmehr spielt die gesamte Arbeitsbelastung eines Bildschirmarbeitsplatzes eine entscheidende Rolle. Klassischerweise zeichnet sich ein solcher durch eine sitzende Tätigkeit mit auffällig großer Bewegungsarmut aus. Gekoppelt mit einem für uns subjektiv als bequem empfundenen Sitzverhalten beanspruchen wir oft unser Muskel-Skelett-System sehr einseitig. Hieraus können Befindlichkeitsstörungen wie Verspannungen, Rückenschmerzen, Kopfschmerzen, brennende/juckende Augen, verschwommenes Sehen und Unkonzentriertheit resultieren.

Die Ausgleichsprogramme in diesem Buch helfen Ihnen, frühzeitig einseitigen Belastungen entgegenzuwirken. Funktionelle gymnastische Übungen mit Schwerpunkt auf dem Hals-/Nacken-/Schulterbereich aktivieren, lockern und entspannen Ihre Muskulatur als optimale Vorbereitung für die Augenübungen. Die Ausgleichsübungen für die Augen verfolgen das Ziel, Ihr visuelles System zu trainieren, zu entlasten und zu entspannen, um Ihren klaren Blick langfristig lebendig zu erhalten.

Einflüsse auf die Sehfähigkeit

Polarität des Sehens

Unser natürliches, entspanntes Sehen zeichnet sich dadurch aus, dass unser Blick sehr lebendig und bewegt ist. So richten wir unser Sehen mal auf helle Punkte, kurz darauf auf Gegenstände, die sich im Dunkeln befinden. Unser Blick wechselt von nah zu fern gelegenen Objekten und umgekehrt. Wir achten auf das Gesamtbild und konzentrieren uns anschließend auf Details. Für unser optisches System bedeutet dieses Verhalten eine hohe Abwechslung und Bewegung, die mit ausgeglichener An- und Entspannung der Augen- und Gesichtsmuskulatur einhergeht. Man nennt diese Wechselzustände des Blicks auch die »Polaritäten des Sehens« – Gegensätze, die miteinander eine Einheit bilden. Die wichtigsten polaren Qualitäten sind:

- Nähe und Ferne
- Helligkeit und Dunkelheit
- Gesamtbild und Detail
- Fusion und Einzelbild
- Farbpolaritäten

Die Bildschirmarbeit oder intensives Lesen beschränkt unser Sehen auf einzelne Qualitäten. Dadurch entwickeln wir ein so genanntes »Röhrensehen«, was sich durch einen starren, leblosen Blick auszeichnet. Gönnen wir unserem Körper und unseren Augen nicht rechtzeitig eine Pause, sondern führen unsere Tätigkeit fort, strengen wir die Augen übermäßig an und ermüden sie. Brennende, juckende und trockene Augen, Kopfschmerzen sowie visuelle Wahrnehmungsstörungen können die Folge sein.

Muskuläre Spannungen – Funktionelle Gymnastik

Die Ursachen für Seheinschränkungen und Störungen des visuellen Systems können neben der Überbeanspruchung unseres Sehens durch unser Blickverhalten auch im Skelett-Muskelbereich liegen (Abb. 1). Aus falschen Bewegungsmustern, wie zum Beispiel die gekrümmte Sitzhaltung mit extremer Rundrückenbildung und überstreckter Halswirbelsäule, auch als »Lümmelhaltung« am Bildschirmarbeitsplatz bekannt, resultieren oft Verspannungen im unteren Rücken sowie Hals-/Nacken-/Schulterbereich. Negativ wirkt sich auch die für Büroarbeitsplätze typische Bewegungsarmut auf das Herz-Kreislauf-System aus. Ganzheitlich gesehen können diese Verspannungen und der Bewegungsmangel Einfluss auf unsere Sehfähigkeit nehmen. Die Blutversorgung und damit die Zufuhr von Sauerstoff und Nährstoffen, aber auch der Abtransport von Stoffwechselendprodukten und Kohlendioxid sind beeinträchtigt.

Vor diesem Hintergrund ist es sinnvoll, zum Ausgleich von arbeitsplatzspezifischen Beanspruchungen, die den gesamten menschlichen Organismus betreffen können, Ausgleichsübungen für den optischen Apparat mit funktionellen gymnastischen Trainingseinheiten einzuleiten. Unterstützend fördern Körperwahrnehmungs- und Entspannungsübungen das Körperbewusstsein und steigern die individuelle Gesundheitskompetenz, was Wohlbefinden und Leistungsfähigkeit positiv beeinflusst.

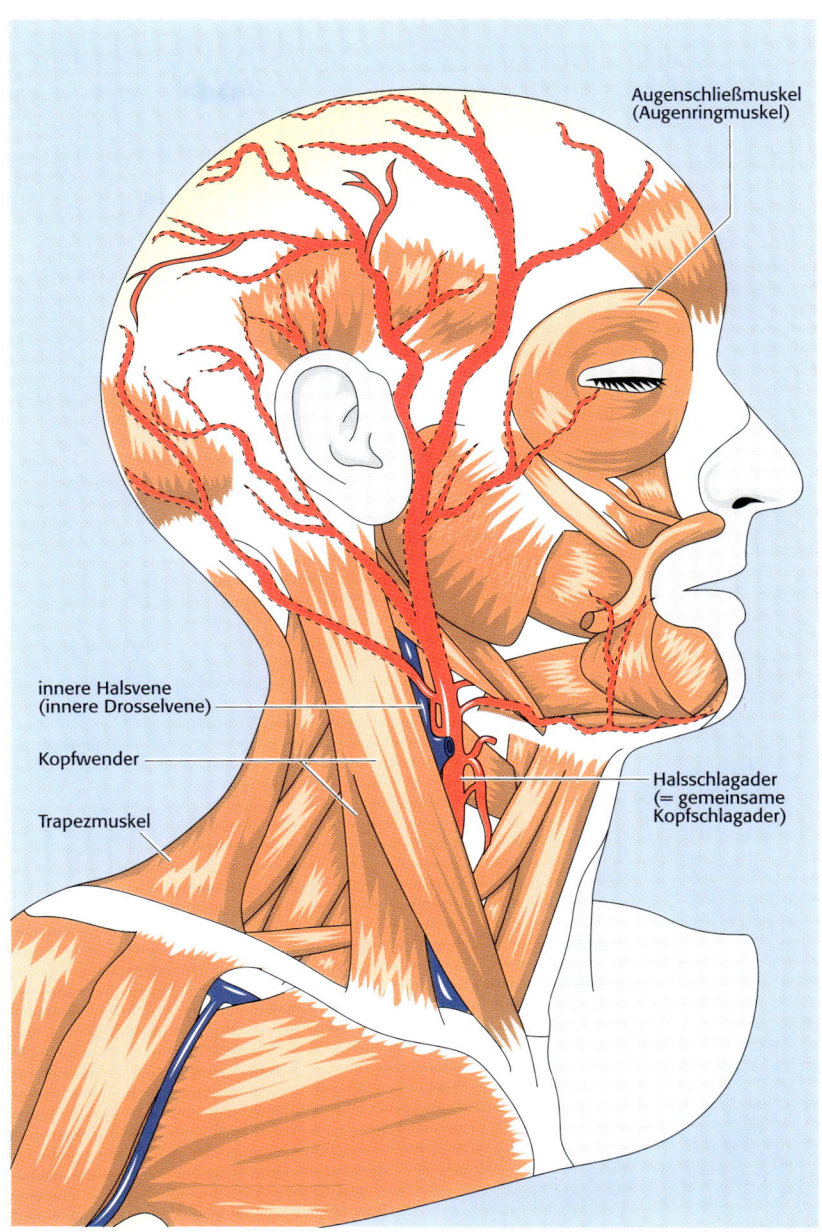

Augenschließmuskel
(Augenringmuskel)

innere Halsvene
(innere Drosselvene)

Kopfwender

Trapezmuskel

Halsschlagader
(= gemeinsame
Kopfschlagader)

Abb. 1
**Kopf- und Hals-
muskeln**

Psychosomatik

Das Sehen ist ein psychophysischer Vorgang, bei dem wie bei allen Sinneswahrnehmungen Körper, Geist und Seele als Einheit zusammenwirken. Neben den objektiven Gegebenheiten (physiologische Voraussetzungen des Auges) sind auch subjektive Aspekte für unser Sehen verantwortlich. Alles, was wir bisher über die Welt gelernt haben: unsere Erinnerungsbilder, Vorstellungen, Erfahrungen, Empfindungen, Gefühle und vor allem Bewertungen beeinflussen und bestimmen unser persönliches Sehen.

REIZ → **SINNESEINDRUCK** → **WAHRNEHMUNG**

↑ **Sinnesorgan**   ↑ **Erfahrungsverarbeitung**

Die von unseren Sinnesorganen aufgenommenen Reize aus der Umwelt werden in unserem Informations-Verarbeitungssystem (Gehirn) mit unseren Erfahrungen gekoppelt und bilden unsere Wahrnehmung. Wahrscheinlich haben Sie auch schon Lebenssituationen erlebt, in denen sich psychischer Stress auf Ihre Sehfähigkeit auswirkte: in einer Prüfung zum Beispiel, in der plötzlich die Buchstaben vor Ihren Augen verschwammen, oder in einer traurigen Lebensphase, in der Sie die Umwelt nur noch wie durch einen Schleier gesehen haben. Hier wird deutlich, dass Störungen unseres Sehens nicht zwangsläufig organische Ursachen haben müssen. Besonders in Stress- und Konfliktsituationen kann es vorkommen, dass das empfindliche Gleichgewicht des visuellen Systems aus der Balance gerät. Ausgeglichenheit und Entspannung des Körpers, der Seele und des Geistes sind somit die Schlüssel für das optimale Sehen.

Entspannung

Anregung der Polaritäten

Anspannung der Gesichtsmuskulatur, vor allem um die Augen, verhindert, das die für das Sehen erforderliche Energie zu- und abfließen kann. Durch gezielte Anregung der natürlichen Polaritäten (Augenübungen) und durch verschiedenste Entspannungsmethoden in aktiven Sehpausen können die Einschränkungen der Sehfähigkeit am Bildschirmarbeitsplatz ausgeglichen werden. Insbesondere bieten sich für die Augenentspannung neben »Eigenmassage« (Seite 71) die »Augen-Akupressur« (Seite 59) und das »Palmieren« (Seite 42) an. Die Augen werden erfrischt und das Sehvermögen verbessert.

Augen-Akupressur

Akupressur ist eine aus der chinesischen Heilkunst entwickelte Methode, die auf der Theorie basiert, dass durch das Drücken bestimmter Punkte auf der Hautoberfläche natürliche Selbstheilungskräfte angeregt werden. Verspannungen, Schmerzen und Stresssymptome können so durch einfache Fingerdrücke abgeschwächt beziehungsweise langfristig behoben werden.

Palmieren

Palmieren (aus dem Englischen *palm* = flache Hand) ist die grundlegendste Übung des Augentrainings. Ziel ist, unsere sonst immer aktiven Sehorgane bewusst von äußeren Reizen abzuschirmen, sie damit zu entlasten und zu entspannen. Die geschlossenen und durch die aufgelegten Hände von der Umgebung »beurlaubten« Augen empfangen keine Informationen mehr und gönnen den Sehzellen und dem Sehzentrum im Gehirn eine Ruhepause.

Augentraining

Pionier des Augentrainings ist der amerikanische Augenarzt Dr. William Bates (1860 bis 1931). Er vertrat Anfang des 20. Jahrhunderts die Überzeugung, dass die Ursachen von Fehlsichtigkeit zwar durch Brillen oder andere Sehhilfen korrigiert, jedoch nicht beseitigt werden können. Er beobachtete, dass Nervosität, Verkrampfung, Überforderung und Anstrengung häufig die Ursachen für die eingeschränkte Sehfähigkeit waren. So entwickelte er eine Methode, bei der eine tiefe Entspannung im Zentrum stand. Sein Ziel war es, Augen, Körper, Geist und Seele so zu trainieren, dass muskuläre Überlastungen mit ihren negativen Folgen gar nicht erst in Erscheinung treten.

Mittlerweile wurde das ursprünglich von Dr. Bates entwickelte Augentraining durch moderne Methoden ergänzt und optimiert.

Augenübungen

Werden die Augenmuskeln in ihrer natürlichen Beweglichkeit durch stundenlanges Fixieren und damit Starren eingeschränkt, können sie sich verkrampfen. Daraus folgend kann sich die Sehleistung verringern und es können sich Konzentrationsmangel, Müdigkeit, Kopfschmerzen, Druckgefühle usw. einstellen. Die gute Sehleistung hängt sowohl von der Leistungsfähigkeit der Muskeln als auch von der Energie ab, die durch eine gute Durchblutung und genügende Sauerstoffzufuhr gewährleistet ist.

Akkommodationsübungen

Ausgleichsübungen wie »Posaune« (Seite 39), »Peitsche« (Seite 57), »Augen-Yoga« (Seite 48) etc. fördern die Beweglichkeit der Augenmuskulatur und unterstützen die Flexibilität der Linse. Nah-/Fernschwünge, bei denen der Blick zwischen einem nah gelegenen Gegenstand und einem weiter entfernten (mindestens 5 Meter) pendelt, helfen der Augenmuskulatur und der Linse, sich schnell auf unterschiedliche Distanzen anzupassen (siehe auch »Akkommodation« Seite 15). Alternativ suchen Sie sich vier bis fünf Punkte auf einer Linie in verschiedenen Distanzen und springen mit Ihrem Blick von Punkt zu Punkt (nah – fern und umgekehrt). Diese Übung wird »Blickstafette« genannt.

Fusionsübungen

Die Bilder des rechten und linken Auges werden im Sehzentrum unmittelbar zu einem Bild verschmolzen. Fusionsübungen wie das »Fingertor« (Seite 69) verbessern und stärken die Fähigkeit des räumlichen Sehens.

Überkreuzbewegungen

Bei der Arbeit an Bildschirmen beanspruchen wir hauptsächlich unsere linke Gehirnhälfte, welche für das logisch-analytische Denken zuständig ist. Die rechte (kreativ-intuitive) Gehirnhälfte wird bei diesen Tätigkeiten meistens vernachlässigt. Ganzheitliches Erfassen von Situationen durch die Verbindung der beiden Gehirnseiten fördert jedoch die geistige Beweglichkeit. Schnelligkeit, Konzentration, Informationsaufnahme und -verarbeitung werden gleichzeitig trainiert. Übungen wie »Liegende Acht« (Seite 67) und »Knieheben überkreuzt« (Seite 52) aktivieren die beiden Gehirnhälften, wirken erfrischend und steigern das Leistungs- und Lernvermögen.

Anatomie und Physiologie der Augen

Aufbau des Auges

Das ins Auge einfallende Licht durch-dringt die Hornhaut (Kornea), das Kammerwasser, trifft durch die kreisför-mige Öffnung – die Pupille – auf die Linse und den Glaskörper, also den opti-schen Apparat, bevor es die Netzhaut

Hornhaut (Kornea)

Bei der Kornea sorgt dafür vor allem die Tränenflüssigkeit. Sie wird von Tränen-drüsen ausgeschüttet, durch reflektori-schen Lidschlag über das Auge verteilt und über die Tränengänge und anschlie-ßend den Tränensack in die Nasen-höhle abgeleitet.

Abb. 2
Das Auge (Horizon-talschnitt)

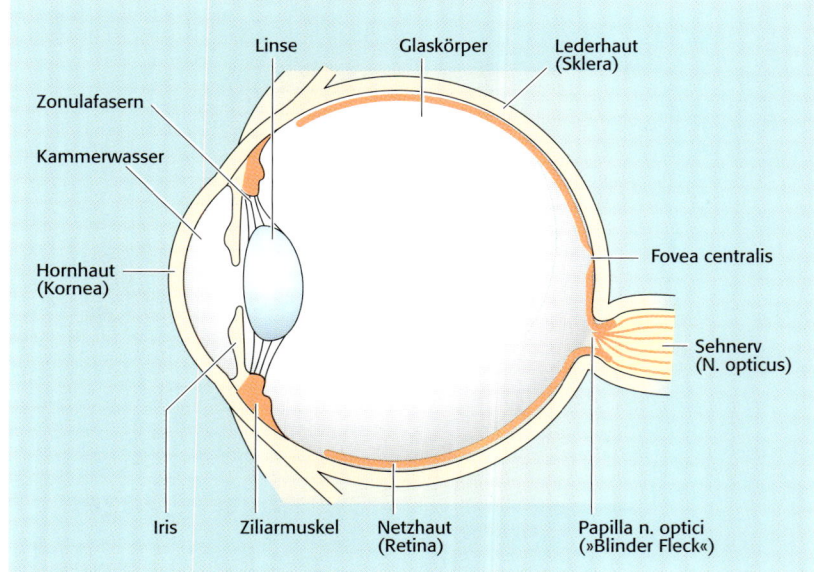

(Retina) mit den lichtempfindlichen Sensoren erreicht (Abb. 2).
Auf der Netzhaut wird ein umgekehr-tes, verkleinertes und normalerweise scharfes Abbild der Umwelt dargestellt. Durchsichtigkeit, Formkonstanz und glatte Oberflächen der einzelnen Teile dieses optischen Systems sind die Voraussetzung für eine einwandfreie Bildwiedergabe.

Die Tränenflüssigkeit verbessert die optischen Eigenschaften der Hornhaut. Dies erreicht sie durch den Ausgleich von Unebenheiten, das Wegschwemmen von Staubpartikeln, ätzender Dämpfe, Fremdkörpern und Ähnlichem. Die Trä-nenflüssigkeit schützt vor Austrocknung, enthält Immunglobulin A zur Erreger-abwehr und dient als Schmierfilm für die Lider.

Augapfel

Die Formerhaltung des Augapfels (Bulbus) wird einerseits durch die Hülle (Lederhaut), andererseits durch einen gegenüber der Umgebung erhöhten Augeninnendruck gewährleistet (ca. 2–3 kPa oder 15–22 mm HG). Für die Konstanz dieses Druckes spielt das Gleichgewicht zwischen Produktion und Abfluss des Kammerwassers eine wesentliche Rolle. Das gesamte Kammerwasser wird in ca. 1 Stunde ersetzt.

Iris

Der Lichteintritt ins Auge wird durch die Iris geregelt. Sie enthält dazu ringförmige und radiäre glatte Muskelfasern, die die Pupille (der für den Lichteinfall freigelassene Raum) verengen oder erweitern. Unsere Augenfarbe wird durch die Iris bestimmt.

Linse

Die Linse des Auges ist an den Zonulafasern aufgehängt (Abb. 3). Die Form der Linse und damit ihre Brechkraft wird durch den ringförmigen Ziliarmuskel und die dazugehörenden Zonulafasern gesteuert.

Netzhaut (Retina)

Die Netzhaut enthält unsere Sehzellen (Rezeptoren für Licht), die Stäbchen und Zapfen. In der Fovea centralis (Ort des schärfsten Sehens) finden sich ausschließlich Zapfen (Farbrezeptoren), deren Dichte peripher schnell abnimmt. Stäbchen (Hell-Dunkel-Rezeptoren) sind am häufigsten rings um die Fovea centralis anzutreffen. Keine Rezeptoren befinden sich an der Papilla n. optici (sog. »Blinder Fleck«).

»Blinder Fleck«

Die Innenseite der Bulbuswand wird bis weit vorne von der Retina (Netzhaut) ausgekleidet. Ausgespart davon bleibt die Stelle, wo der Sehnerv (N. opticus) den Bulbus verlässt (Papilla n. optici).

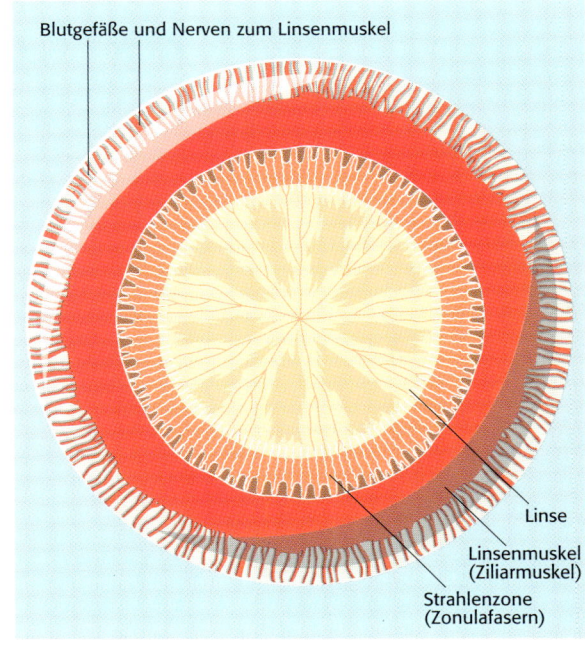

Blutgefäße und Nerven zum Linsenmuskel

Linse

Linsenmuskel (Ziliarmuskel)

Strahlenzone (Zonulafasern)

Abb. 3
Linse mit Ziliarmuskel

Augenbewegungen

Der Augapfel (Bulbus) wird von drei Augenmuskelpaaren in der Augenhöhle bewegt (Abb. 4, S. 14). Der innere und der äußere gerade Augenmuskel bewegen das Auge ausschließlich nasenbeziehungsweise schläfenwärts. Die beiden schrägen sowie der obere und der untere gerade Augenmuskel treten schräg an das Auge heran. Sie drehen das Auge um seine Längsachse und bewegen es nach innen oder außen, oben oder unten.

Abb. 5 zeigt die Stellung von Auge und Sehnerv beim Blick geradeaus (a) und beim Blick zur Seite (b). Der Sehnerv folgt der Bewegung des Augapfels. Die optische Achse des Auges bleibt bei jeder Augenbewegung erhalten.
Die Augenmuskeln drehen die beiden Augen beim Nahsehen nach innen. Beim Blick in die Ferne stellen sie die Augäpfel parallel ein.

Abb. 4
Augenmuskeln (Muskeln des linken Auges von der Seite)

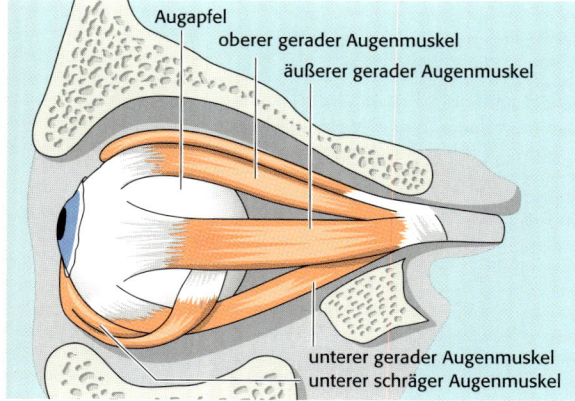

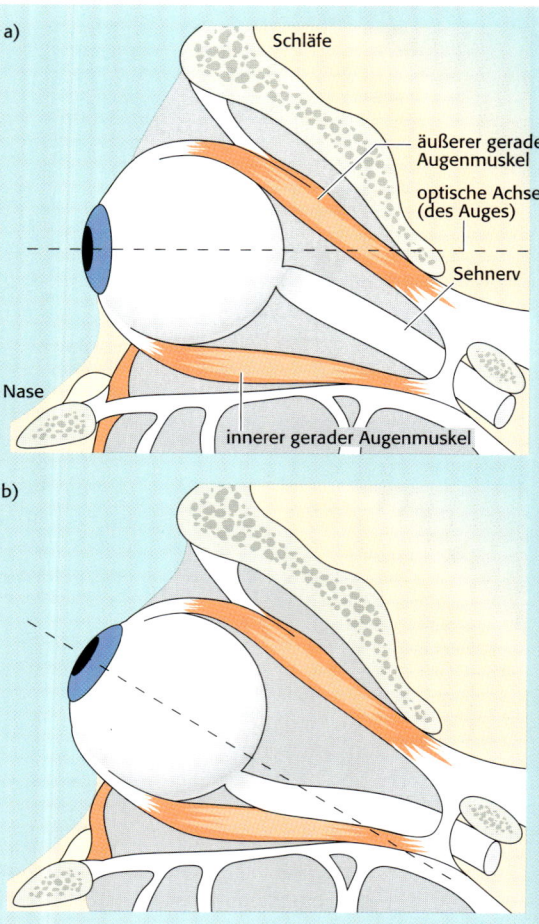

Abb. 5
Augenstellungen
a) beim Blick geradeaus
b) beim Blick zur Seite: der äußere gerade Augenmuskel dreht das Auge nach außen

Adaptation

Unsere Augen sind in der Lage, einerseits schwache Lichtreize wie beispielsweise kleine Sterne zu erkennen, andererseits auch starke Lichtimpulse wie das Sonnenlicht auf Gletschern zu verarbeiten. Sie verfügen über mehrere Mechanismen, sich an unterschiedliche Lichtstärken anzupassen.
Beim Auftreffen von Lichtstrahlen auf die Netzhaut zerfällt Sehpurpur (Rhodopsin) und ermöglicht den Hell-/Dunkelunterschied. Mit Hilfe von Provitamin A (Carotin) wird bei Dunkelheit dieser Sehfarbstoff wieder aufgebaut. Das Provitamin A wird wiederum unter Zuhilfenahme des UV-Lichts im Tageslicht gebildet. Folglich ist es empfehlenswert, sich viel im Tageslicht aufzuhalten (Aufbau des Provitamins A) und andererseits den Augen immer wieder Dunkelheit zu gönnen (Regeneration von Rhodopsin). Die Übung »Lichtbaden« (Seite 50) stimuliert den Aufbau des Sehpurpurs und hilft zum Beispiel bei der Wiedergewöhnung an das Sonnenlicht bei Lichtscheu (Photophobie).

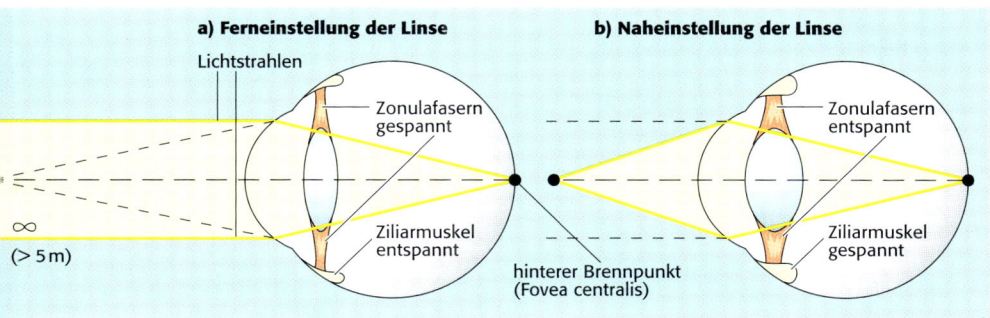

a) Ferneinstellung der Linse

Lichtstrahlen

Zonulafasern gespannt

Ziliarmuskel entspannt

∞
(> 5 m)

hinterer Brennpunkt
(Fovea centralis)

b) Naheinstellung der Linse

Zonulafasern entspannt

Ziliarmuskel gespannt

Abb. 6
Akkommodation des Auges

Akkommodation

Die Regelung der Sehschärfe erfolgt über die Formveränderung der Linse (Abb. 6). Die Zonulafasern sind beim Sehen in die Ferne (Fernakkommodation) gespannt, wodurch die Linse abgeflacht wird. Beim Sehen in die Nähe (Nahakkommodation) werden die Zonulafasern durch die Anspannung des Ziliarmuskels entspannt, und die Linse nimmt infolge ihrer Elastizität wieder ihre ursprüngliche, weniger flache Form an. Die natürliche Einstellung der Linse liegt bei Nahakkommodation bei ca. 30–50 Zentimeter (= Einschleifen von Lesebrillen auf Abstand 30–50 cm) und bei Fernakkommodation auf Entfernungen ab 5 Meter. In der Entfernung von 10 Zentimeter liegt normalerweise der Punkt, der noch scharf gesehen werden kann – der sog. Nahpunkt.

Farbensehen

Farbensehen wird über die additive Farbmischung der Grundfarben (Rot, Grün und Violett) erreicht. Für das Farbensehen sind die Zapfen verantwortlich (größte Konzentration in der Fovea centralis; Verhältnis Stäbchen zu Zapfen = 120 : 6 Mill.). Bei den farbenempfindlichen Zapfen können drei Typen unterschieden werden: solche, die für blauviolettes Licht (kurzwellig), solche, die für grünes Licht (mittelwellig) und solche, die für gelbrotes Licht (langwellig) zuständig sind. Das Auge reagiert am empfindlichsten auf das mittelwellige, uns grün erscheinende Licht. Die unterschiedliche Wellenlänge des roten und blauen Lichtes sowie die unterschiedliche Empfindlichkeit der Lichtrezeptoren führen dazu, dass rote und blaue Zeichen nicht gleichzeitig scharf wahrgenommen werden können. Farbige Texte, Vorlagen oder Software erfordern von den Augen ständige Anpassung, welche auf Dauer eine hohe Belastung darstellt und zu Ermüdungserscheinungen führen kann. Konsequenterweise sollte folglich bei der Darstellung am Bildschirm oder bei Vorlagen auf Farbe verzichtet werden, außer es ist zwingend für Hervorhebungen oder die Tätigkeit notwendig. Am ermüdungsärmsten ist eine positive Darstellung (dunkle Zeichen auf hellem Hintergrund).

*Wenn der Blick an heiteren Tagen
Sich zur Himmelsbläue lenkt,
Beim Siroc der Sonnenwagen
Purpurrot sich niedersenkt,
Da gebt der Natur die Ehre,
Froh an Aug' und Herz gesund,
Und erkennt der Farbenlehre
Allgemeinen, ew'gen Grund.*

J. W. v. GOETHE

Pathologie der Augen

Fehlsichtigkeit

Kurzsichtigkeit (Myopie)

Beim normal funktionierenden optischen System treffen die einfallenden Lichtstrahlen auf der Netzhaut in Verlängerung der optischen Achse in der Fovea centralis auf (siehe Abb. 6, S. 15). Bei kurzsichtigen Augen schneiden sich die einfallenden Lichtstrahlen von entfernten Objekten bereits vor der Netzhaut, so dass diese Gegenstände nur unscharf wahrgenommen werden können. Kurzsichtige Menschen sehen nahe gelegene Objekte besser und schärfer als entfernte. Oft ist bei Kurzsichtigen ein Zusammenkneifen der Lider zu beobachten. Dieses Verhalten erzeugt eine kleinere »Blendenöffnung«, die das entfernte Bild verbessert. Die Fehlsichtigkeit kann mit einer Zerstreuungslinse (-dpt) ausgeglichen werden.

Weit- oder Übersichtigkeit (Hyperopie)

Treffen sich die einfallenden Lichtstrahlen erst hinter der Netzhaut, spricht man von Weit- oder Übersichtigkeit. Weitsichtige Menschen können entfernt gelegene Gegenstände scharf sehen, haben jedoch mit nahen Objekten Schwierigkeiten. Ein Ausgleich kann durch eine Sammellinse (+dpt) erfolgen. Mit zunehmendem Alter (>40 Jahre) kann sich die Krümmungsänderungsfähigkeit der Linse reduzieren, was eine Verschlechterung der Sehschärfe in der Nähe (Nahakkommodation) zur Folge hat. Man spricht hier auch von Altersweitsichtigkeit (Presbyopie).

Sehstörungen

Stabsichtigkeit (Astigmatismus)

Stabsichtigkeit resultiert aus einer Oberflächenverkrümmung der Hornhaut, die meist in senkrechter Richtung mehr gewölbt ist als in waagrechter. Die Folge ist ein Brechkraftunterschied in den beiden Ebenen; ein Punkt erscheint als Strich. Die einfallenden Lichtstrahlen vereinigen sich nicht punktartig auf der Netzhaut. Somit wird der betrachtete Gegenstand unscharf, in die Höhe und Breite verzerrt, verschwommen oder verunstaltet wahrgenommen. Zylinderförmige Linsen korrigieren diese Sehstörung. Irregulärer Astigmatismus mit unregelmäßigen Zerrbildern beispielsweise durch Korneavernarbung kann durch sphärische Kontaktlinsen korrigiert werden, unter denen Tränenflüssigkeit die Abweichungen von der Kugelform ausfüllt.

Farbenblindheit (Chromatodysopsie)

Farbenblindheit oder Farbempfindungsschwäche entsteht durch den Ausfall von Farbrezeptoren oder subtrahierenden beziehungsweise polarisierenden Reizen. Sie ist erblich bedingt und hat zur Folge, dass bestimmte Farben (Rot-, Grün- und Blaublindheit) nur schlecht oder überhaupt nicht unterschieden werden können. Etwa 9 % der Männer und 0,5 % der Frauen leiden an dieser Störung des Farbensehens. Der Grund hierfür liegt im Vererbungsmechanismus beim Geschlechtschromosom.

Augenerkrankungen

Grüner Star (Glaukom)

Der Abfluss des Kammerwassers kann unter bestimmten Bedingungen zum Beispiel stark eingeschränkt sein, weil der Muskel der Iris den Kanal komprimiert. Dadurch kommt es zu einem erhöhten Augeninnendruck (Glaukom bzw. grüner Star), welcher zu Schmerzen und einer Schädigung der Retina führt. Zwei Therapiemaßnahmen bei akutem Glaukom sind Drosselung der Kammerwasser-Produktion und Pupillenverengung durch Medikamente.

Grauer Star (Katarakt)

Beim grauen Star trübt sich die Linse. Nach operativer Entfernung erfolgt ein Ersatz durch eine Sammellinse von mindestens +15 dpt (Starbrille, Kontaktlinse oder künstliche Linse).

Augenbeschwerden

Die unten abgebildete Übersicht zeigt die Häufigkeit typischer Augenbeschwerden an Computerarbeitsplätzen. Die Beschwerdebilder lassen sich grob in drei Gruppen gliedern:

1. Okulare Beschwerden

Reizung der Bindehaut (Brennen, Jucken, Rötung), »trockene« oder tränende Augen.

Diese werden meist durch die mangelnde Tränenbenetzung der Kornea hervorgerufen. Der starre, unbewegliche Blick bei der Bildschirmarbeit mit der reduzierten Lidschlagfrequenz (diese halbiert sich bei konzentrierter Arbeit vor dem Monitor) verursacht die Austrocknung der Augenoberfläche. Dieser Effekt wird durch zu nah und zu hoch stehende Geräte (Augen sind weiter geöffnet als bei »normaler« Lesetätigkeit), trockene Luft, Staub und hohe Temperaturen verstärkt.

2. Asthenopische Beschwerden

Augenermüdung, Augenschmerzen, Kopfschmerzen.

Die mangelnde Korrektur von Fehlsichtigkeit ist hierbei die häufigste Ursache. Bei der Bildschirmarbeit werden von den Augen hauptsächlich zwei Funktionen verlangt: Akkommodation und Vergenz (Ausrichtung der Blicklinien). Die Abbildungsqualität am Monitor erreicht meistens nicht die Güte eines gedruckten Textes, was die Augen ständig zu einer besseren Scharfeinstellung anregt. Nicht korrigierte Fehlsichtigkeiten verstärken hier den Effekt und führen zwangsläufig zu Belastungsbeschwerden und Augenermüdungen.

3. Visuelle Beschwerden

Verschwommensehen, Doppeltsehen, Blendung.

Lange Bildschirmarbeit führt zur Ermüdung der äußeren Augenmuskeln, was sich durch Zunahme von Doppelt- und Verschwommensehen äußert. Häufig liegen auch unkorrigierte Stellungsfehler der Augen, Stab- und Weitsichtigkeit vor.

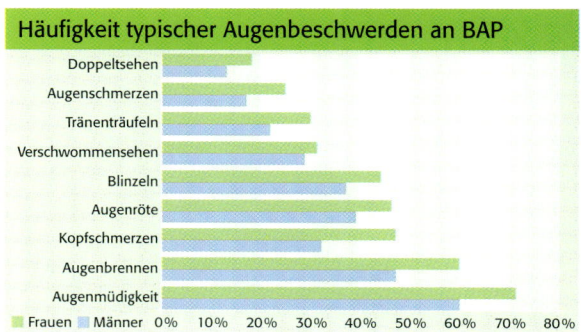

(aus Förster/Vogel: PC Ergonomie und Ökologie)

Ernährung

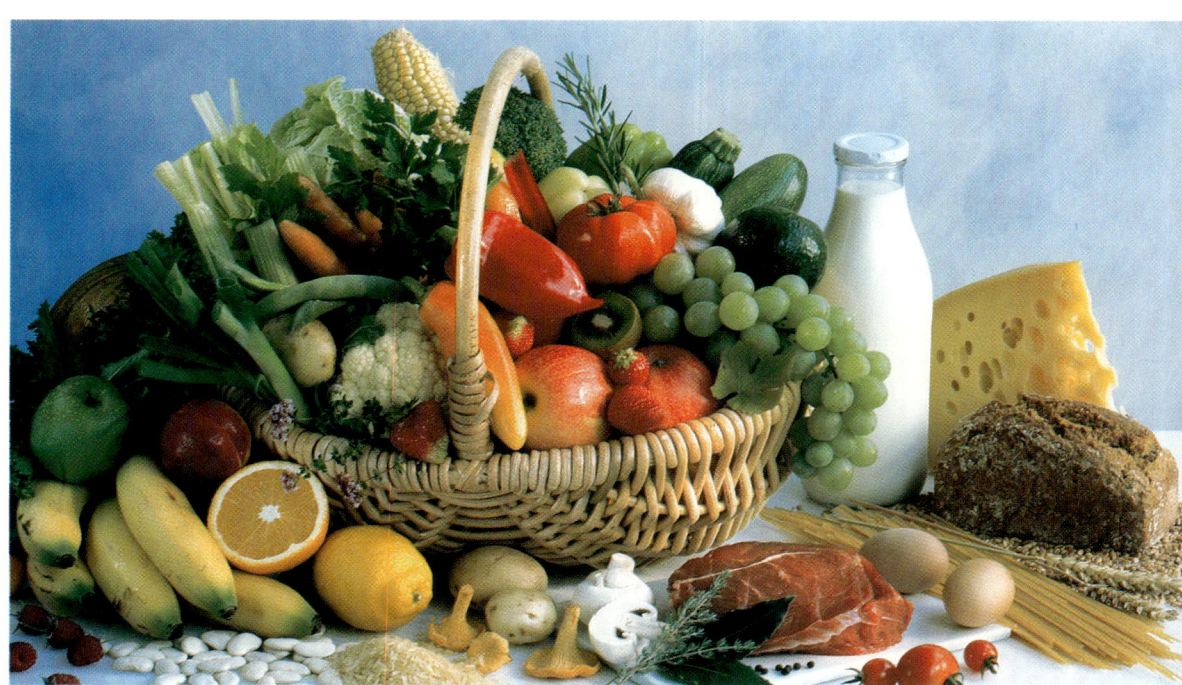

Dass Karotten wegen ihres hohen Gehaltes an Vitamin A und Carotinoiden gesund für unseren Körper und besonders für unsere Sehfähigkeit sind, ist weitläufig bekannt. Dass jedoch viele Beeinträchtigungen und Störungen unseres Sehvermögens ihre Ursachen in unserer Ernährung haben, ist erst in den letzten Jahren untersucht und erforscht worden. So wurde beispielsweise festgestellt, dass Reinigungskuren (Heilfasten) für den Organismus positive Auswirkungen auf die Sehfähigkeit und bei der Behandlung des trockenen Auges haben. Des Weiteren kam man zu der Erkenntnis, dass Nahrungsmittelallergien die Ursache für juckende Augen und chronisch gerötete Augenränder sein können.

Unter diesen Gesichtspunkten ist ein ausgewogener Speisezettel mit dem Schwerpunkt auf Obst, Gemüse, Salat und Vollkornprodukten zu empfehlen. Die Zubereitung der Speisen sollte schonend erfolgen, um die wichtigsten Vitamine A, B, C und E für die Gesunderhaltung der Augen (siehe Übersicht) zu erhalten.

Zur ausgewogenen Ernährung gehört auch die regelmäßige Flüssigkeitszufuhr (Wasser, Mineralwasser, Früchtetee oder Fruchtsaftschorle) von mindestens 1,5 Liter pro Tag. Ein ausgeglichener Flüssigkeitshaushalt unterstützt die Funktionen des Herz-Kreislauf-Systems und ist Voraussetzung für optimal funktionierende Befeuchtungssysteme (Nasenschleimhaut, Tränendrüse).

Vitamin	Wirkung im Körper	enthalten in	Tagesbedarf
Vitamin A (Retinol)	Stärkt die Sehkraft, beugt Sehschwächen wie Nachtblindheit vor.	als Vitamin A: Leber, Lebertran, Eigelb; als Provitamin A: Aprikosen, Tomaten, Möhren, grünem Gemüse.	1 Glas Möhrensaft mit einem Tropfen Öl sowie eine Mahlzeit mit frischem Gemüse und Obst ist ausreichend.
Vitamine B_1, B_2, B_{12}	Stärken die Sehkraft, beugen Lichtempfindlichkeit vor.	Fisch, Fleisch, Geflügel, Gemüse, Kartoffeln, Hefe, Eiern, Nüssen, Milch.	Eine Mahlzeit mit mindestens zwei der angegebenen Lebensmittel oder 2 Gläser Milch decken den Tagesbedarf.
Vitamin C	Sorgt für gute Durchblutung der Augen.	heimischen und exotischen Früchten; Kräutern wie Schnittlauch, Petersilie sowie grünem Gemüse, Paprika und Salaten.	Der tägliche Nachtisch mit frischem Obst, das Abschmecken mit frischen Kräutern sowie der Verzehr von Salaten oder Gemüse sind ausreichend.
Vitamin E	Sorgt für gute Durchblutung der Augen.	kaltgepressten Speiseölen wie Sonnenblumen-, Olivenöl; Samen; Nüssen; grünem Gemüse; Getreide wie Weizen-, Roggen- und Gerstenflocken.	Eine Hand voll geschälte Sonnenblumenkerne, ein Teller Vollkornmüsli sowie eine Portion Gemüse sind als Tagesration ausreichend.

Diese Hinweise haben präventiven Charakter und können als Unterstützung Ihrer täglichen Ernährung dienen.
(aus Karin Schutt: 10 Minuten Augentraining, Falken Verlag)

Unterstützende Maßnahmen

Die Ganzheitlichkeit des Sehens, bei der unsere Sehfähigkeit nicht nur von der körperlichen, sondern auch von der geistig-seelischen Gesundheit abhängt, legt nahe, das Augentraining mit anderen, insbesondere der Entspannung dienenden Methoden zu verbinden. Die innere Lösung und den klaren Blick fördern Entspannungstechniken wie autogenes Training, Progressive Muskelentspannung sowie fernöstliche Entspannungsmethoden wie Tai Chi oder Qigong.

Die nachfolgende Beschreibung und Anleitung der Progressiven Muskelrelaxation gibt Ihnen eine Vorstellung einer Entspannungstechnik und lädt Sie zum Mitmachen ein.

Progressive Muskelentspannung

Die Progressive Muskelentspannung oder Muskelrelaxation nach Jacobson ist eine eigenständige Methode der Tiefenmuskelentspannung. Das Verfahren ist leicht zu erlernen und bringt auch Unerfahrenen schnell gute Erfolge, weil der Übende aktiv und bewusst in seine Entspannung eingreifen und sie leiten kann. Ausgehend von der Erkenntnis, dass bei psychischen Spannungsgefühlen (zum Beispiel Angst) immer auch Muskelkontraktionen beteiligt sind, entdeckte Edmund Jacobson 1934, dass umgekehrt durch die Aufhebung muskulärer Spannungen auch die psychische Spannung (das Angstgefühl) beseitigt werden konnte. Jacobson setzte gezielt muskuläre Entspannung bei der Behandlung vorwiegend verspannter und auch ängst

licher Menschen ein. Auf der Basis von abwechselnder An- und Entspannung nutzt man bei der Progressiven Muskelrelaxation den Umstand, dass nach dem Lösen einer gewollten Anspannung verschiedener Muskeln und Muskelgruppen der Spannungszustand (Tonus) der Muskulatur unter das Ausgangsniveau absinkt.

Lernt man dann, seine Aufmerksamkeit gezielt auf die unterschiedlichen Gefühle der Anspannung und Entspannung zu lenken, die Spannungszustände wahrzunehmen und zu unterscheiden, so kann man zu hohe Muskelspannungen abbauen und einen Zustand tiefer Entspannung erleben. Systematisches und regelmäßiges Üben verbessert nach und nach die Wahrnehmungsfähigkeit und beschleunigt und vertieft die Entspannung.

In der Entspannung treten folgende **organisch-physiologische Reaktionen** auf:

- Der Grundtonus der Skelettmuskulatur sinkt ab.
- Die peripheren Gefäße erweitern sich, die Körperkerntemperatur sinkt und der Hautwiderstand steigt.
- Die Atmung wird langsamer, gleichmäßiger und tiefer.
- Die Herzaktivität stabilisiert sich, oft sinkt auch die Herzfrequenz um einige Schläge.
- Die Hirnstromaktivität ändert sich.
- Der Grundumsatz sinkt.
- Die Magen- und Darmaktivität steigt.

Neben den körperlichen Reaktionen treten folgende **psychische Wirkungen** auf:

- Körperliche und geistige Gelöstheit.
- Gelassenheit gegenüber Außen-reizen.
- Gesteigerte Konzentrationsfähigkeit.
- Geistige Frische und Gefühle der Erholung.

Vorteile der Progressiven Muskel-entspannung

Die Progressive Muskelentspannung ist leicht erlernbar und vielfältig einzuset-zen. Sie ist sehr gut in der Rückenlage, aber auch sitzend durchzuführen. Sie eignet sich damit auch für eine Entspan-nung am Arbeitsplatz, in der Mittags-pause oder bei längeren Arbeitsunter-brechungen.

Die Progressive Muskelentspannung kann helfen, zu innerer Ruhe zu kom-men, Anspannungen zu lösen, die Kon-zentrationsfähigkeit zu steigern oder auch besser einzuschlafen, wenn man nach der Entspannung die abschließen-de Reaktivierung weglässt. Geübte können einzelne Teile aus dem Gesamt-verfahren gleichzeitig anwenden, um in kürzerer Zeit zu entspannen. Diese Kurzentspannung wirkt dann zum Bei-spiel vor einer wichtigen Besprechung, nach einer Stresssituation oder auch während und nach langen Autofahrten beruhigend.

Durchführung der Progressiven Muskel-entspannung

Tipps für zu Hause

Suchen Sie sich einen ruhigen Raum und beginnen Sie Ihre Entspannung mit einer kleinen Einstimmung. Setzen Sie sich bequem auf einen Stuhl oder le-gen Sie sich auf den Rücken. Finden Sie eine angenehme Position und lassen Sie sich Zeit, ruhig zu werden. Lenken Sie Ihre Aufmerksamkeit nach innen.

Das fällt Ihnen sicher leichter, wenn Sie Ihre Augen schließen.

Zunächst üben Sie das bewusste An-spannen und Loslassen der einzelnen Muskelgruppen. Versuchen Sie, sich die Reihenfolge der anzuspannenden Mus-kelgruppen einzuprägen, und behalten Sie die Reihenfolge bei, damit der Ab-lauf der Entspannung automatisiert wird.

Wie lange sollten Sie die Muskeln anspannen?

Die Anspannungszeit sollte jedesmal etwa 10 Sekunden betragen. Spannen Sie nur so stark an, wie es Ihnen ange-nehm ist. Sie müssen nur die erhöhte Spannung spüren können. Atmen Sie während der Anspannung ruhig und gleichmäßig weiter. Beobachten und empfinden Sie die Spannung in Ihrer Muskulatur.

Was geschieht während der Entspannung?

Lassen Sie mit dem Ausatmen die Spannung los und machen Sie 30 bis 40 Sekunden Pause. Spüren Sie in Ihren Körper hinein, nehmen Sie Ihre Empfin-dungen wahr und fühlen Sie die kleinen Unterschiede zwischen der Anspannung und der fortschreitenden Entspannung der Muskulatur. Genießen Sie das an-genehme Gefühl von Schwere und Wär-me. Dabei ist es völlig normal, wenn Ihre Aufmerksamkeit einmal von Ihrem Körper, von Ihren Gefühlen abschweift. Sie behalten dennoch die Kontrolle über sich, Sie führen diese Entspannung ja selbst herbei und Sie können Ihre Auf-merksamkeit zur Anspannung wieder auf Ihre Muskulatur lenken.

Wiederholen Sie jeweils die Anspan-nung einer Muskelgruppe, ehe Sie zur nächsten wechseln. Zum Abschluss der Übung gehen Sie in Gedanken noch einmal alle Muskelgruppen durch und überprüfen den Spannungszustand.

Wie aktiviert man sich wieder?

Lenken Sie Ihre Aufmerksamkeit wieder auf die Umgebung. Schalten Sie Ihren Organismus um und bereiten Sie sich auf folgende Aktivität vor:

- Ballen Sie Ihre Hände einmal kräftig zu Fäusten und öffnen Sie sie wieder, indem Sie denken **Arme fest**.
- Atmen Sie einmal tief ein und dann normal weiter und denken Sie **Atem tief.**
- Sagen Sie sich dann **Augen auf** und öffnen Sie die Augen.
- Räkeln und strecken Sie sich, bewegen Sie sich langsam und stehen Sie dann auf.

Führen Sie die Aktivierung immer in diesen gleichen Schritten durch.

Anleitung zur Progressiven Muskelentspannung

Zur Eigenanleitung zu Hause

Lesen Sie sich die folgende Anleitung zunächst in Ruhe durch. Merken Sie sich nur die Reihenfolge, in welcher die verschiedenen Muskelgruppen angespannt werden sollen. Üben Sie zunächst mit den ersten zwei oder drei Muskelgruppen. Mit fortschreitender Übungszeit nehmen Sie die anderen Muskelgruppen hinzu.

Einstimmung

Setzen Sie sich bequem auf einen Stuhl oder legen Sie sich auf den Rücken. Lassen Sie sich Zeit, eine angenehme Position zu finden.

Lenken Sie Ihre Aufmerksamkeit nach innen. Alle Einwirkungen von außen sind unwichtig. Sie lassen Geräusche einfach kommen und gehen. Sie wollen für sich einen Zustand der Ruhe schaffen und sich entspannen. Das fällt Ihnen sicher leichter, wenn Sie Ihre Augen schließen.

Ihre Aufmerksamkeit ruht in Ihrem Körper und Sie durchwandern ihn in Gedanken von den Füßen bis zum Kopf. Spüren Sie, an welchen Punkten Ihr Körper die Unterlage berührt.

Nun beginnen Sie mit den Anspannungsübungen. Sie geben sich in Gedanken die Anweisungen, bereiten die Anspannungshaltung (zum Beispiel die Hand zur Faust formen) ohne Kraft vor und spannen die entsprechenden Muskelgruppen ca. 10 Sekunden an.

In den Pausen zwischen den Anspannungen beobachten und spüren Sie den Entspannungsvorgang in der betreffenden Muskulatur. Lenken Sie Ihre Aufmerksamkeit dorthin.

1. Dominanter Arm

»Ich forme nun die Hand zur Faust. Nun baue ich langsam Spannung in der Faust auf und drücke dabei den Arm gegen die Unterlage« (bei der Durchführung auf einem Stuhl wird der Unterarm gegen den Oberarm gebeugt oder an die Armlehne gedrückt), »bis ich die steigende Spannung in der Muskulatur fühle, nicht weiter. Ich halte diese Spannung einen Moment, atme ruhig und gleichmäßig weiter …

… und löse mit dem Ausatmen die Anspannung. Ich lasse alle Spannung herausfließen, lasse Hand und Unterarm locker. Ich fühle, wie die Muskeln sich mehr und mehr entspannen…«

➤ Etwa 30 Sekunden nachspüren und dann die Anspannung wiederholen.

2. Nichtdominanter Arm

Durchführung siehe Dominanter Arm.

3. Gesicht

»Ich lenke meine Aufmerksamkeit auf mein Gesicht. Ich ziehe ganz leicht die Augenbrauen bei geschlossenen Augen hoch, presse leicht die Lippen aufeinander und drücke die Zunge gegen den

Gaumen. Dann baue ich langsam Spannung auf, indem ich die Augenbrauen noch mehr anziehe, die Lippen etwas mehr gegeneinander presse und die Zunge stärker gegen den Gaumen drücke, bis ich die Spannung im ganzen Gesicht spüre, nicht weiter. Ich atme ruhig weiter und halte die Anspannung ein wenig …

… und löse beim Ausatmen die Spannung auf. Ich spüre, wie das Gesicht glatt wird und die Gesichtsmuskeln sich entspannen…«

➤ Etwa 30 Sekunden nachspüren und dann die Anspannung der Gesichtsmuskulatur wiederholen.

4. Nacken- und Schulterbereich

»Ich richte meine Aufmerksamkeit nun auf meinen Nacken. Ich ziehe das Kinn Richtung Brust (Doppelkinn), drücke den Hinterkopf nach hinten gegen die Unterlage« (auf dem Stuhl gegen einen gedachten Widerstand) »und ziehe die Schulterblätter zusammen. Dann erhöhe ich die Spannung ein wenig. Ich beobachte die Anspannung eine kleine Weile, atme gleichmäßig und ruhig weiter …

… und löse mit dem nächsten Ausatmen die Anspannung, lasse die Muskeln locker und genieße das Gefühl der Entspannung.«

➤ Etwa 30 Sekunden nachspüren und dann die Anspannung wiederholen.

5. Bauch und Rücken

»Nun lenke ich meine Aufmerksamkeit etwas tiefer in Brust und Rücken. Ich baue eine Vorspannung im Bauch auf, drücke den Rücken leicht gegen den Boden und spanne mein Gesäß leicht an. Dann lasse ich die Spannung im Körper spürbar steigen. Während ich die Spannung halte, geht mein Atem ruhig und gleichmäßig …

… und ich löse mit der Ausatmung die Anspannung der Rumpfmuskeln.

Ich lasse locker und spüre und genieße die fortschreitende Entspannung.«

➤ Etwa 30 Sekunden nachspüren und dann die Anspannung wiederholen.

6. Dominantes Bein

»Ich lenke nun meine Aufmerksamkeit in mein stärkeres Bein und in den Fuß. Ich ziehe ohne großen Kraftaufwand die Fußspitzen in Richtung Knie. Dann baue ich Spannung auf, indem ich die Fußspitze noch etwas mehr anziehe und das Bein Richtung Boden drücke, jedoch nur so weit anspanne, bis die Spannung im ganzen Bein spürbar ist, nicht weiter. Ich halte die Anspannung ein wenig, atme ruhig und gleichmäßig weiter …

… und ich löse mit der Ausatmung die Spannung auf. Ich lasse die Beinmuskulatur ganz locker und beobachte die sich ausbreitende Entspannung.«

➤ Etwa 30 Sekunden nachspüren und dann die Anspannung der Beinmuskulatur wiederholen.

7. Nichtdominantes Bein

Durchführung siehe Dominantes Bein.

»Abschließend wandere ich in Gedanken noch einmal durch den gesamten Körper. Ich spüre die veränderte Spannung der Muskulatur. Ich genieße die Entspannung von den Beinen, über den Rücken, den Nacken, die Arme und bis in das Gesicht, ehe ich meine Aufmerksamkeit zurück auf diesen Raum, auf diese Situation lenke.«

Rücknahme der Entspannung

»Ich gebe mir, meinem Körper in Gedanken die Anweisungen zur Rücknahme der Entspannung:

- Ich denke: **Arme fest** und balle beide Hände kräftig zur Faust.
- Ich denke: **Atem tief** und atme einmal ganz tief ein.

- Ich denke: **Augen auf** und öffne meine Augen.
- Dann räkele und strecke ich mich.
- Ich habe auch jetzt genügend Zeit, ohne Hektik die Entspannung ausklingen zu lassen.«

Gehirnjogging

Förderlich für die Sehfähigkeit wirkt sich neben der körperlichen Ausgeglichenheit und Entspannung auch die geistige Agilität und Flexibilität aus. Ein müder Kopf und eine verlangsamte Informationsverarbeitung kann unser Sehvermögen beeinträchtigen. Ein unterfordertes Gehirn, das nicht immer wieder

Bilder, Spiele und Ähnliches trainiert werden. Kreativität, Schulung und Erweiterung der Wahrnehmung und spielerisches Lernen unterstützen die Gehirnaktivität.

Probieren Sie es aus! Die nachfolgenden Beispiele geben Ihnen Gelegenheit, Ihre Konzentration zu fordern. Die Auflösung finden Sie am Ende des Buches auf Seite 95.

Fadenknäuel

Aufgabe
Verfolgen Sie die Fäden mit den Augen und verbinden Sie die Zahlen mit den richtigen Buchstaben. Nehmen Sie dabei aber keinen Bleistift zu Hilfe!
Ziel
Augentraining, Konzentration.

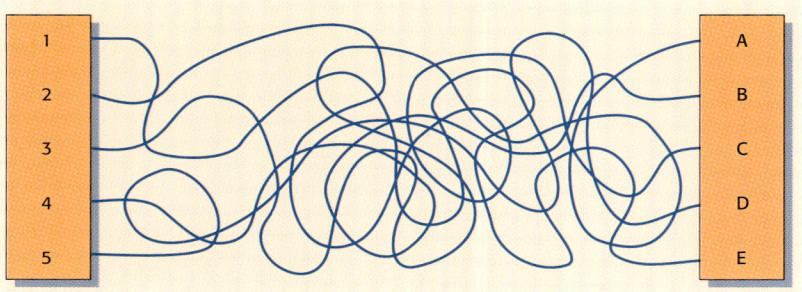

Abb. 7
Welcher Faden (1–5) endet wo (A–E)?

neuen Reizen ausgesetzt wird, auf die es reagieren muss, stumpft ab und verkümmert. Es sollte deshalb genauso trainiert und gefordert werden wie unser Körper.

Das ganzheitliche Erfassen von Situationen fördert die geistige Beweglichkeit, Schnelligkeit und Konzentration. Informationsaufnahme und Informationsverarbeitung werden gleichzeitig trainiert. Ein weiterer Aspekt ist die Verknüpfung der beiden Gehirnseiten. Das Gedächtnis kann zum Beispiel durch die verschiedensten Denkaufgaben, Rätsel,

Buchstabensalat – Wörtersuche

Der Fehlerteufel hat sich hier eingeschlichen. Welche Obst- und Gemüsesorten hat er durcheinander gebracht?

a) NONHBE	**f)** KIRPAESO
b) REMEHON	**g)** REBELUEBA
c) NETAMOT	**h)** CHISRIPF
d) KRIHBALO	**i)** EINRANDAM
e) NERSHOLOK	**j)** BUENARIWENT

Abb. 8
Um welche Gemüse- und Obstsorten handelt es sich bei diesem »Salat«?

Sicher finden Sie in Zeitschriften oder Büchern noch viele solche Gedächtnisreize. Nutzen Sie sie aktiv und haben Sie Spaß daran!

Was ist das Schwerste von allem?
Was das Leichteste dünket,
Mit den Augen zu sehen,
Was vor den Augen dir liegt.
                              J. W. v. GOETHE

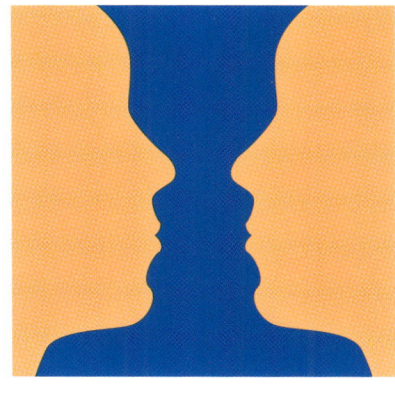

Abb. 9
Was erkennen Sie auf diesem Bild?

Optische Täuschungen

Beim Betrachten von optischen Täuschungen widersprechen die objektiven Gegebenheiten dem »Gesehenen«, insbesondere bei geometrischen Konfigurationen. Sie beruhen physiologisch auf der Bau- und Funktionsweise des Auges, psychologisch auf einer Fehldeutung oder aber einem Schätzfehler bei der Erfassung des Wahrgenommenen. Als weitere Ursache können Lernerfahrungen oder Konstanzphänomene auftreten. Wir sehen Dinge, Formen, Farben etc., die nicht wirklich so sind, wie wir es auf den ersten Blick annehmen.

Interessanterweise sehen unterschiedliche Personen oft verschiedene Dinge oder auch nicht. Die Ursachen hierfür liegen in der individuellen Erfahrungswelt, die bei unserer Wahrnehmung eine entscheidende Rolle spielt (siehe S. 10). Optische Täuschungen stellen für die Augen und das Gehirn faszinierende und beeindruckende Reize dar. Der Anblick dieser Bilder fordert und schult die Wahrnehmungsfähigkeit. Nutzen Sie Illusionsbilder, um Ihre Wahrnehmung zu trainieren und gleichzeitig Ihren Augen Entspannung und Ablenkung vom »Röhrensehen« zu schenken. Die hier wiedergegebenen Bilder sind einige Beispiele von optischen Täuschungen.

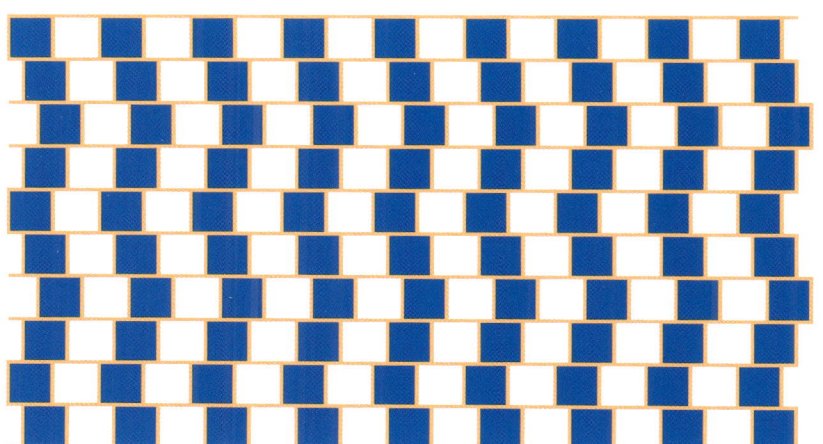

Abb. 10
Verlaufen die horizontalen Linien parallel oder schräg?

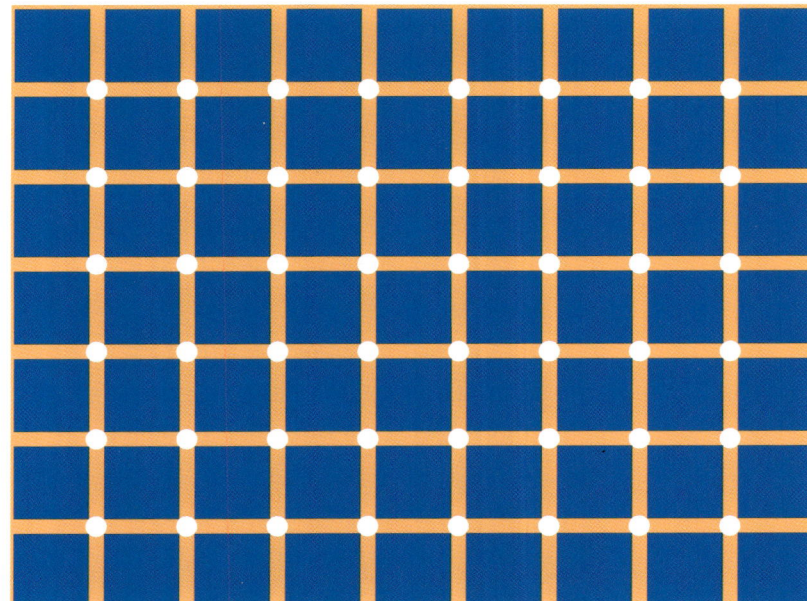

Abb. 11
Versuchen Sie bitte, die blauen Punkte zu zählen.

3-D-Sehen

Zur Förderung, Forderung, Steigerung und Schulung des räumlichen Wahrnehmungsvermögens bieten sich 3-D-Bilder an. Die auch gerne magische Bilder, 3-D-Visionsbilder, Autostereogramme, Guckbilder etc. genannten phantastischen Bilder können von jedem erlebt werden, der über räumliches Wahrnehmungvermögen verfügt und bereit ist, etwas Zeit zu investieren. Der Effekt der sog. »Stereogramme« wird dadurch erzielt, dass jedem Auge ein geringfügig voneinander abweichendes Bild dargeboten wird.

Hat man einmal die Technik erlernt, die Bilder wahrzunehmen, ist festzustellen, dass sich ein Lernprozess einstellt, der die Tiefenwahrnehmung beschleunigt. Voraussetzung zum Eintauchen in die Bilder ist das »Loslassen« des konzentrierten Blicks.

Probieren Sie es aus! Lassen Sie das Bild (Abb. 12) auf sich wirken, lösen Sie Ihren Blick von der Bildoberfläche und versuchen Sie regelrecht durch das Bild »hindurchzuschauen«. Hilfreich ist es auch, das Bild mit der Nasenspitze zu berühren, den Blick zu entspannen und gleichzeitig das Bild langsam von sich weg zu bewegen, bis Sie Ihre Leseentfernung (ca. 30 Zentimeter) erreicht haben. Nach einiger Zeit (haben Sie bitte etwas Geduld!) und einer Phase des »Schummrigwerdens« (man hat den Eindruck, als stimme etwas nicht mit dem Bild) tauchen scharfe Strukturen in der Tiefe des Bildes auf. Behalten Sie Ihren gelösten Blick bei und entdecken Sie, wie Sie sich in der Tiefe des Bildes umsehen können. Sollte sich Ihr Blick jedoch wieder auf die oberflächlichen Muster konzentrieren, brechen Sie den Versuch ab und beginnen von neuem. Achten Sie bitte immer darauf, dass Ihre Augen entspannt bleiben und Sie den

Blick gelöst auf die Vorlage richten! Es kann sein, dass Sie einige Versuche benötigen, bis Sie die ersten Erfolgserlebnisse haben und die Tiefeninformation wahrnehmen können. Die faszinierenden Bilder sind es jedoch wert, etwas Zeit und Geduld zu investieren. Fortgeschrittene 3-D-Bild-Betrachter können ausprobieren, noch tiefer einzutauchen. Bei vielen Bildern ist es möglich, zwei bis drei Ebenen tiefer zu »sehen«. Suchen Sie sich in dem Bild, in dem Sie die erste Tiefenebene beschritten haben, einen Teil, der groß und eben ist. Lassen Sie diesen wie im ersten Schritt vor Ihren Augen verschwimmen. Nach einiger Zeit erscheint ein Bild, das noch tiefer zu liegen scheint. Für diese »Wahrnehmungsstufe« benötigen Sie viel Geduld und Konzentration. Lassen Sie sich bitte nicht entmutigen!

»Eure Hoheit, wendet Euer Gesicht nicht ab. Schaut weiter in den Spiegel, und Ihr werdet alles sehen, was ist und was sein kann. Und wenn Ihr den höchsten Grad des Entzückens erreicht habt, wird Euch der Spiegel selbst solche Dinge zeigen, die nicht existieren können.«
CHING NUNG: *Alles über den Spiegel*

Abb. 12
Was erkennen Sie auf diesem 3-D-Bild? Tipp: Haben Sie ein wenig Geduld mit sich selbst!

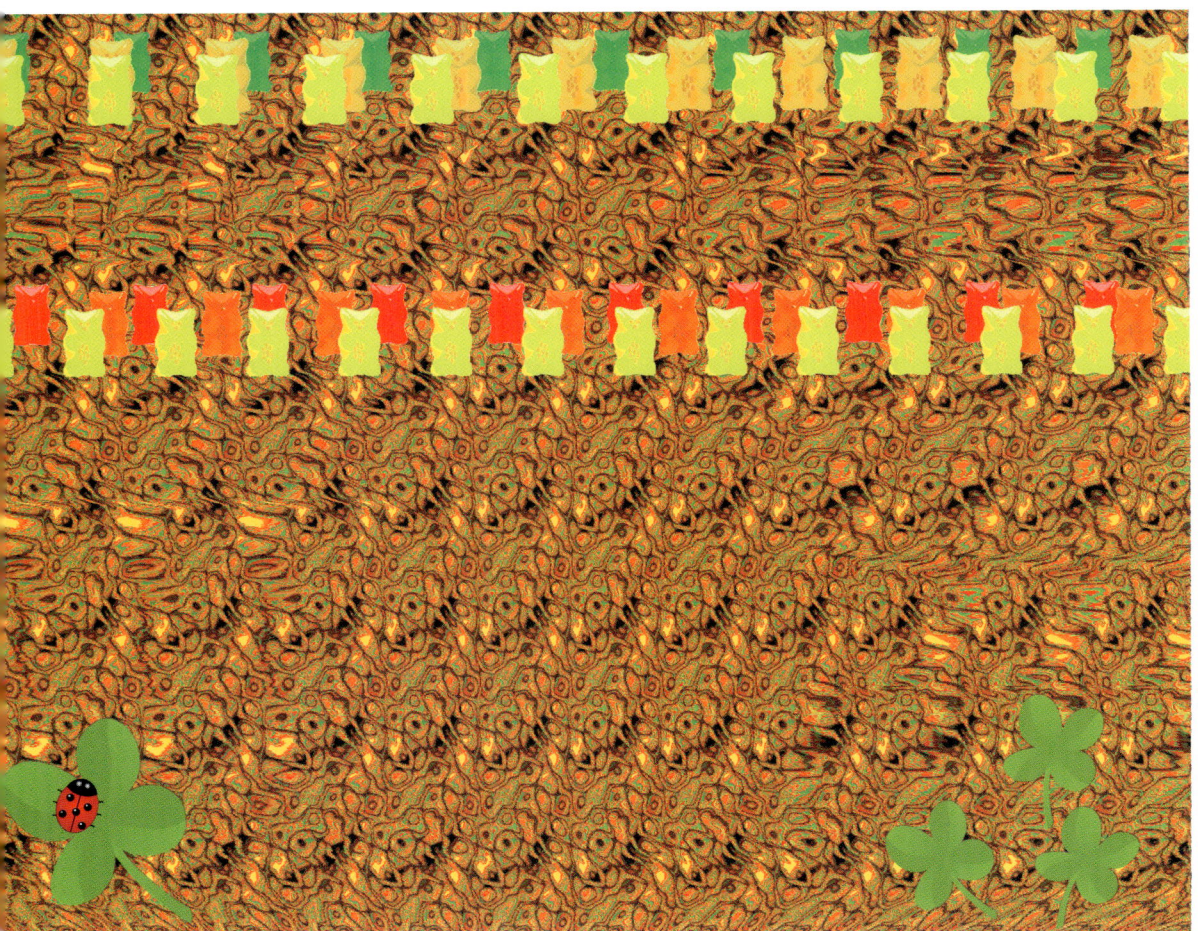

Arbeiten am Computer

Im Nahsehen ist das Auge auf 30 bis 50 Zentimeter und im Fernsehen auf Entfernungen ab ca. 5 Meter eingestellt (siehe S. 15). Die Augen befinden sich bei der Arbeit am Monitor in einem für sie sehr belastenden Sehbereich von ca. 50 bis 80 Zentimeter. Diese Entfernungen strengen das optische System in seiner Gesamtheit an. Auch an unterschiedliche Sehabstände zu Bildschirm, Tastatur und Beleg muss das Auge ständig durch eine Änderung der Linsenkrümmung akkommodieren, d. h. sich sehscharf einstellen. Dabei nimmt die Belastung der Augenmuskeln mit der Zahl der Blickwechsel zu. Bei hohen Blickwechselraten ist das Auge zwangsläufig nur noch unzureichend in der Lage, sich entsprechend anzupassen. Wenn man seinen Blick von einer hellen Vorlage auf einen dunklen Bildschirm wechselt, werden die Augen gezwungen, gemäß diesem Helligkeitswechsel zu adaptieren. Unterschiedliche Helligkeiten zwischen Bildschirm, Vorlage, Tastatur und Umgebung beanspruchen das Auge sehr stark, da sich die Adaptationsvorgänge mit jedem Blickwechsel wiederholen. An einem reinen Bildschirmarbeitsplatz haben wir etwa 1500 bis 3500 Blickwechsel pro Stunde. Auch hier ist die Anpassung an unterschiedliche Helligkeiten bei hohen Blickwechselraten nicht mehr gewährleistet.

Ein langes Verharren der Augen auf dem Bildschirm – beispielsweise bei sehr langen Antwortzeiten, bei ungewohnten Sehentfernungen, Leuchtdichten und Kontrasten – führt darüber hinaus zu hohen unnatürlichen Belastungen der Augen.

Für die Praxis ergeben sich folgende Konsequenzen:

- Ordnen Sie Tastatur, Bildschirm und Vorlage im gleichen Abstand zu den Augen an, nämlich ca. 50–60 cm.
- Achten Sie darauf, dass Tastatur, Bildschirm, Vorlage und Umgebung möglichst gleiche Helligkeiten haben (geringe Leuchtdichte-Unterschiede).
- Stellen Sie die Zeichen auf dem Bildschirm positiv (schwarze Zeichen auf hellem Grund) dar. Ausnahme sind CAD-Bildschirmarbeitsplätze, wo benötigte Darstellungsschärfen nur im Negativ-Kontrast erreicht werden.
- Legen Sie regelmäßige Pausen ein, etwa jede Stunde.
- Lassen Sie – etwa bei langen Antwortzeiten oder beim Nachdenken – Ihren Blick zum Fenster hinaus schweifen oder führen Sie eine Augenübung durch.

Umgebungsbedingungen und Auswirkungen auf das Sehen

Die Belastung der Augen steigt bei Blendungen, Spiegelungen auf dem Bildschirm sowie auf der Tastatur und der Vorlage an. Derartige äußere Bedingungen führen zu einer schlechteren Erkennbarkeit der Zeichen und einem geringeren Kontrast auf dem Monitor. Die Augen werden dadurch noch stärker belastet und man neigt dazu, Blendungen und Reflexionen durch unnatürliche Körperhaltungen auszugleichen. Dies kann zu zusätzlichen Belastungen, Verspannungen oder Verkrampfungen führen.

Blendungen und Spiegelungen haben ihre Ursache in der Raumbeleuchtung, dem Lichteinfall durch die Fenster, der Anordnung des Monitors im Raum, der Bekleidung der Menschen am Bildschirmarbeitsplatz und den Reflexionseigenschaften von Bildschirm-, Tastatur- und Möbeloberflächen.

Blendungen entstehen durch Streulicht im Auge. Das Augeninnere wird dabei stark aufgehellt, die Kontraste zwischen Details der Abbildung der Sehobjekte auf der Netzhaut verringern sich – das Sehen ist erschwert oder im Extremfall nicht möglich.

Spiegelbilder von Leuchten und/oder Fenstern führen einerseits zu Blendungen, sind aber andererseits auch Ursachen für sog. asthenopische Beschwerden (rasche Ermüdbarkeit der Augen, insbesondere beim Nahsehen). Beim beidäugigen Sehen passen sich die Blickachsen beider Augen an den Scharfeinstellungspunkt am Bildschirm an (= Konvergenz). Das Spiegelbild beispielsweise von Fenstern wird aber von beiden Augen an deutlich unterschiedlichen Stellen des Monitors gesehen. Dadurch entstehen Irritationen bei der Konvergenz beziehungsweise der Akkommodation. Sie sind sehr häufig die Hauptursache für auftretende Augenbeschwerden am Bildschirmarbeitsplatz. Für die Praxis ergeben sich folgende Konsequenzen:

- Blendfreie Beleuchtung ist die Voraussetzung für gutes Sehen.
- Der Bedarf an Helligkeit und die Empfindlichkeit gegen Blendungen nimmt im Alter zu.
- Die Blickrichtung der am Bildschirmarbeitsplatz Tätigen sollte parallel zur Fensterfront und der Deckenbeleuchtung sein. Der Bildschirm muss frei von Spiegelungen jeglicher Art sein.

- Es sollte möglichst bei Tageslicht gearbeitet werden. Flimmerfreies Licht mit elektronischen Vorschaltgeräten stellt auch eine optimale Voraussetzungen dar.
- Direkte Sonneneinstrahlung (Blendungen/Indirektblendungen und Spiegelungen) muss durch senkrechte Lamellenvorhänge (innen oder außen) vermieden werden.
- Alle optischen Geräte (Brille, Monitor usw.) müssen regelmäßig (mindestens 1-mal pro Woche) geputzt werden, da sie anderenfalls Reflexionen und Blendungen verstärken.

Der Bildschirmarbeitsplatz

Einstellung der Sitzposition

Büroarbeitsplätze zeichnen sich meist durch lang andauernde Arbeitstätigkeiten im Sitzen aus. Umso bedeutender wird dadurch die unterstützende, optimale Einstellung des Bürostuhls, kombiniert mit einem bewegten Sitzverständnis und -verhalten.

Richtiges Sitzen im Büro (Abb. 13, S. 30) zeichnet sich aus durch:

- Ganzflächig auf dem Boden oder der Fußstütze aufgestellte Füße.
- Eine Sitzhöhe, die so eingestellt ist, dass der Winkel zwischen Ober- und Unterschenkel 90 Grad oder etwas mehr beträgt.
- Ein ganzflächiges Besitzen der Sitzfläche.
- Die Höheneinstellung der Rückenlehne in der Position, dass eine permanente Abstützung im Lendenwirbelsäulenbereich erfolgt.

- Einen 90-Grad-Winkel zwischen Ober- und Unterarm bei der Ablage der Unterarme auf den Armlehnen (soweit vorhanden).
- Dynamisches Sitzen, d. h. häufige Veränderung der Sitzposition (vordere, mittlere und hintere Sitzhaltung wechseln sich ab).
- Stehpausen/Arbeiten im Stehen.

Einstellung bei höhenverstellbaren Tischen (Abb. 14):

- Man stellt sich den Stuhl so in der Höhe ein, dass zwischen Ober- und Unterschenkel mindestens ein 90-Grad-Winkel vorhanden ist.
- Danach nimmt man einen 90-Grad-Winkel zwischen Ober- und Unterarm ein. Die Unterarme sollten auf den Tisch (beziehungsweise die Tastatur) gelegt werden.
- Einstellung der Tischhöhe zu diesem 90-Grad-Winkel der Arme.

Einstellung bei **nicht** höhenverstellbaren Tischen:

- Bei aufrechter Sitzposition legt man die Unterarme auf den Tisch und stellt sich die Stuhlhöhe so ein, dass man einen 90-Grad-Winkel zwischen Ober- und Unterarm erreicht.
- Sollten die Beine in dieser Position durchhängen, ist eine Fußstütze zum Erreichen eines Winkels von mindestens 90 Grad zwischen Ober- und Unterschenkel nötig.

Abb. 13
So sitzen Sie richtig.

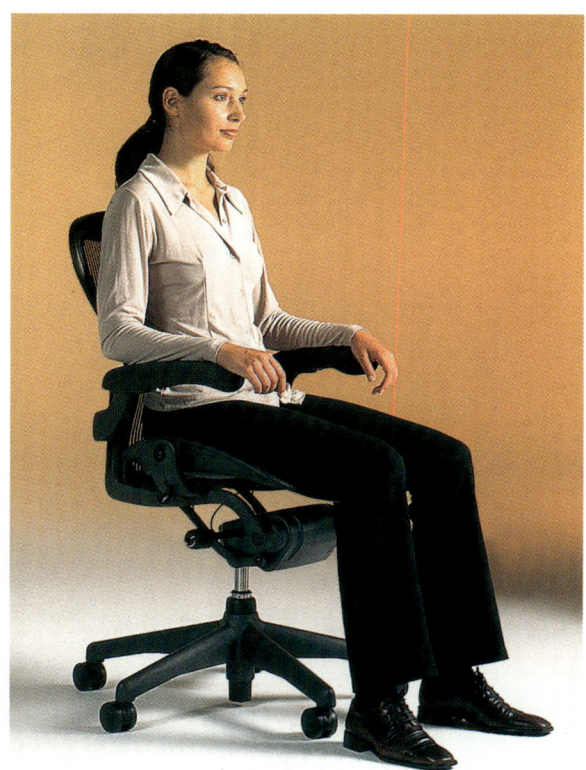

Abb. 14
Ergonomisch gestalteter Bildschirmarbeitsplatz.

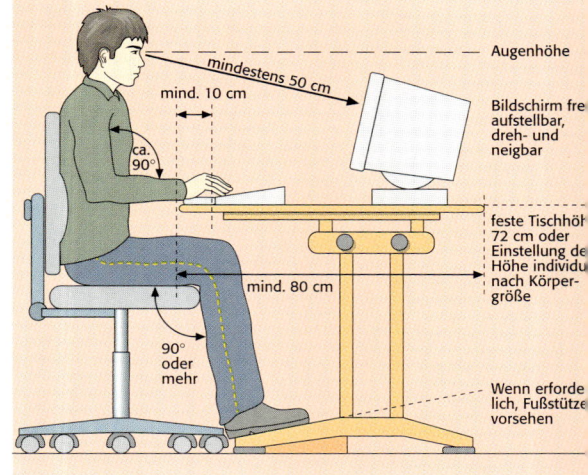

Augenhöhe

mindestens 50 cm

mind. 10 cm

ca. 90°

Bildschirm frei aufstellbar, dreh- und neigbar

feste Tischhöhe 72 cm oder Einstellung der Höhe individuell nach Körpergröße

mind. 80 cm

90° oder mehr

Wenn erforderlich, Fußstütze vorsehen

Einstellung der Sitzhöhe am Schreibtisch

Bei der Einstellung der Sitzhöhe ist erst einmal festzustellen, ob der Bürotisch höhenverstellbar ist. Die Höhenverstellung des Tisches erlaubt eine genauere Einstellung der Sitzgegebenheiten.

Aufstellung des Monitors

Nach der Einstellung der Sitzhöhe ist die Positionierung und Einstellung des Monitors wichtig für das entspannte Sehen. Der natürliche Blickwinkel im Sitzen ist bei ca. 30–40 Grad nach unten. Demzufolge sollte der Monitor mindestens 50 Zentimeter entfernt und möglichst tief stehen. Die Bildschirmfläche sollte leicht nach oben ausgerichtet sein (Vorsicht – Reflexionen!), um dem natürlichen Blickwinkel zu folgen.

Verwendung von Hilfsmitteln

Bildschirmfilter

Bildschirmfilter haben eigentlich nur Nachteile; sie setzen die Eigenhelligkeit des Bildschirms herab, damit wird auch die Schärfe herabgesetzt. Folglich muss die Grundhelligkeit maximal heraufgestellt werden, was wiederum einen hohen Verschleiß für die Monitore bedeutet.

An Orten, an denen Bildschirmfilter einen Vorteil erzeugen, sind meist andere Ursachen störend. Aufstellung im Raum, Aufstellung relativ zu Licht- und Reflexionsquellen, ungeeignete Beleuchtung, schlechte Monitore usw. können meist festgestellt werden. Sinnvoller ist in diesen Fällen, die Störfaktoren auszuschalten, bevor ein Bildschirmfilter in Erwägung gezogen wird.

Vorlagenhalter

Vorlagenhalter sind ein nützliches Hilfsmittel bei Bildschirmarbeitsplätzen, an denen viel mit Belegen gearbeitet wird. Vorlagenhalter helfen, »Überbeugungen« im HWS-Bereich zu vermeiden. Eine optimale Einstellung der Vorlagenhalter umfasst die dem Monitor angepasste Höhe, Positionierung neben dem Bildschirm und Kippung der Vorlage!

Sehhilfen und Bildschirmarbeit

Generell sollten die am Bildschirm arbeitenden Arbeitnehmer dieselbe Brille wie im alltäglichen Leben (Universalbrille) tragen, wenn diese Brechungsfehler korrigiert und eine ausreichende Akkommodationsfähigkeit für die Nähe gegeben ist. Aufgrund der meist ab dem 40. bis 45. Lebensjahr auftretenden Altersweitsichtigkeit (siehe S. 16) müssen häufig sog. Altersnahbrillen getragen werden.

Bei der Ermittlung einer speziellen Sehhilfe für Alterssichtige und deren optimalen Anpassung an den Arbeitsplatz, sind folgende Kriterien zu berücksichtigen:

- Die noch vorhandene Anpassungsfähigkeit der Augen im Nahbereich.
- Der Sehabstand (Tastatur – Auge, Vorlagenhalter bzw. Bildschirm – Auge).
- Die Arbeitsaufgabe, welche zum Beispiel auch Sehschärfe in der Ferne erfordern kann (wie Arbeitsplätze mit Publikumsverkehr).

Entsprechend der individuellen Ergebnisse erfolgt eine Korrektur mit Monofokal-, Bifokal-, Trifokal- oder Gleitsichtgläsern.

Bildschirmbrille

Sie sind ein notwendiges Arbeitsmittel vor allem für Personen mit bifokalen Brillen. Die Arbeitnehmer gleichen die ungünstigen Schärfebereiche mit unnatürlichen Kopf- und Augenbewegungen aus. Hieraus resultieren häufig schwerwiegende Verspannungen, Augenbelastungen usw. Bildschirmbrillen werden individuell für jeden Computerarbeitsplatz, entsprechend des Sehabstandes, eingeschliffen. Sie sind folglich nur bei Arbeiten am PC zu benutzen!

Ausgleichsprogramme für Körper und Augen

Mehr Bewegung im Büro

Sicher kommen Ihnen Aussagen wie »keine Zeit!« oder »ich würde mich ja gern mehr bewegen und etwas für meine Gesundheit tun, aber im Büro geht das nicht und abends habe ich keine Zeit (keine Lust), ein regelmäßiges Fitnesstraining durchzuführen« bekannt vor. Schlagwörter unserer Arbeits- und auch Freizeitwelt. Um Ausreden sind wir selten verlegen, wenn es darum geht, für unsere Gesundheit selbst aktiv zu werden, vor allem, wenn der Leidensdruck fehlt und die Bequemlichkeit zu groß ist.

Es stimmt natürlich, dass ein sinnvolles Herz-Kreislauf-Training Zeit in Anspruch nimmt und nur in der Freizeit durchgeführt werden kann. Dennoch sind wir im Büroalltag nicht dazu verdammt, völlig bewegungslos unsere Zeit »abzusitzen«. Gerade hier gilt es, sog. Leerzeiten aktiv zu nutzen und durch verändertes Verhalten mehr Bewegung ins Büro zu bringen. Hier einige Tipps, wie Sie Ihren Büroalltag dynamisieren können:

- Bewegen Sie sich, während Sie arbeiten! Verändern Sie Ihre Sitzposition immer wieder.
- Nutzen Sie jede Gelegenheit, aufzustehen und ein paar Schritte zu gehen! Besuchen Sie beispielsweise Ihre Kollegin oder Ihren Kollegen, anstatt ein E-Mail zu schicken oder anzurufen.
- Aufzüge sind tabu! Freuen Sie sich, dass Sie die Treppe nutzen dürfen.

- Telefonieren Sie im Stehen! Ihre Stimme wird dabei auch kräftiger und tiefer, was ihre Wirkung verstärkt.
- Führen Sie kurze Gespräche an einem Stehpult oder einem Bistrotisch.
- Stellen Sie Ihren Papierkorb entfernt von Ihrem Schreibtisch auf!
- Drehen Sie nach dem Mittagessen noch eine Runde um den Block!
- Machen Sie aktive Pausen und führen Sie einige der nachfolgenden Übungen durch!

Die nun folgenden sechs Ausgleichsprogramme setzen sich aus funktionellen gymnastischen Übungen, Augenübungen, Entspannungstechniken und Wahrnehmungsübungen zusammen. Sie verfolgen das Ziel, gesundheitsschädlichen arbeitsplatzspezifischen Beanspruchungen des Muskel- und Skelettapparates sowie des optischen Systems entgegenzuwirken und Ihr persönliches Wohlbefinden zu steigern und zu erhalten.

Zu Beginn und zum Kennenlernen der Ausgleichsprogramme sollten Sie die Reihenfolge der Übungen gemäß der Anleitung einhalten. Nach zwei- bis dreimaligem Training sämtlicher Programme können Sie die Übungen mischen und die Reihenfolge entsprechend Ihrer persönlichen Bedürfnisse verändern. Achten Sie bei Ihrer individuellen Programmgestaltung darauf, dass Sie mit den funktionellen Ausgleichsübungen beginnen und immer Entspannungssequenzen mit integrieren. Bei der Durchführung der Übungen beherzigen Sie bitte die nachfolgenden Anweisungen.

Allgemeine Hinweise

Freuen Sie sich auf die Zeit für sich!
Seien Sie neugierig auf die neuen Erfahrungen und Körpersensationen, die Sie während der Übungsdurchführung entdecken werden. Üben Sie regelmäßig, am besten integrieren Sie täglich mindestens 15 Minuten in den Arbeitsalltag und fügen zwischendurch Kurzformen der Übungen ein. Legen Sie möglichst einen stets gleichen Trainingszeitpunkt fest (z. B. nach dem Mittagessen). Und: Atmen Sie bei der Übungsausführung gleichmäßig weiter.

Funktionelle Gymnastik

Starten Sie Ihr Übungsprogramm immer mit Lockerungsübungen. Achten Sie auf die korrekte Ausgangsstellung: aufrechter Sitz oder Stand. Kontrollieren und korrigieren Sie Ihre Körperhaltung immer wieder. Unterstützen Sie Anspannungsphasen durch bewusstes Ausatmen und verstärken Sie Dehnungen durch bewusst langsames Ausatmen.

> Nehmen Sie sich Zeit. Bei Zeitmangel reduzieren Sie bitte die Übungsanzahl und trainieren zu einem anderen Zeitpunkt weiter.

Führen Sie die Übungen langsam und kontrolliert durch. Spüren Sie bei deren Ausführung bewusst in Ihren Körper hinein und registrieren Sie selbst kleinste Signale. Vergleichen Sie Ihre Körperzustände vor und nach dem Üben. Vermeiden Sie jegliches Zerren und Nachfedern. Üben Sie nicht gegen oder mit Schmerzen! Bei Beschwerden die Übung immer abbrechen. Die vorgestellten Übungen haben präventiven Charakter und ersetzen keine medizinisch indizierte Therapie. Bei länger andauernden Beschwerden konsultieren Sie bitte einen Arzt.

Augenübungen

Üben Sie möglichst ohne Brille und Kontaktlinsen. Das »Scharf-Sehen« strengt bei Brillen- und Kontaktlinsenträgern die Augen an, so dass Sie sich während des Übens ausruhen sollten. Ihr »scharfes Sehen« kann sich nach dem Üben wieder besser einstellen, wenn Sie es sich erlauben, eine Zeit lang verschwommen zu sehen und Ihren Augen Entspannung gönnen. Kontaktlinsenträger können im Büro auch mit Linsen üben, sollten zusätzlich aber zu Hause die Übungen ohne Sehhilfe durchführen.
Muskelkater gibt es auch bei Augenmuskeln! Falls Sie einige Stunden nach dem Üben einen Druck um Ihre Augen verspüren, deutet dies darauf hin. Bei wiederholtem Üben verschwindet der Druckschmerz wieder.
Blinzeln Sie während der Übungen immer. Damit vermeiden Sie beim Üben ein Starren Ihrer Augen und gewährleisten die Befeuchtung der Hornhaut.
Entspannen Sie Ihre Augen zwischen den Augenübungen immer wieder mit »Palmieren« (Seite 42) oder durch das Schließen der Augenlider für mindestens 1 Minute.
Sollten Sie unter akuten oder chronischen Augenbeschwerden leiden, lassen Sie sich bitte augenärztlich untersuchen und behandeln. Klären Sie bitte vor Beginn des Augentrainings mit Ihrem Augenarzt, ob Sie die Übungen durchführen dürfen, falls Sie Beschwerden mit der Netzhaut (Netzhautrisse oder -ablösungen) hatten.

> Sollten die Einschränkungen Ihrer Sehfähigkeit trotz Augenübungen, Entspannung und auch ohne Bildschirmarbeit nicht verschwinden oder sich nicht verbessern, suchen Sie bitte einen Augenarzt auf und lassen sich beraten.

Übungsprogramm 1

Ausgangsposition Stand: Wie stehe ich richtig?

Im Stand neigen wir dazu, unsere Kniegelenke durchzudrücken und unsere
Bauch- und Gesäßmuskulatur entspannt
hängen zu lassen. Wir hängen sozusa-
gen in unseren Bändern! Dies kann zu
einer extremen Hohlkreuzhaltung
führen, die u. a. Rückenschmerzen verursacht, aber auch negative Auswirkungen auf andere Gelenke (zum Beispiel
Knie- und Hüftgelenk) hat. Abb. 15 zeigt
die sog. »Entenhaltung« (Haltung aus
dem Lot) mit überstreckten Knien und
vorgestrecktem Bauch, nach vorne gekipptem Becken und zu weit nach vorne
geschobenem Kopf.
Der gesunde, aufrechte Stand zeichnet
sich durch eine hüftbreite Fußstellung
aus, bei der beide Füße gleichmäßig belastet sind. Die Kniegelenke sind leicht
gebeugt und die Gesäß- und Bauch-
muskulatur ist leicht angespannt, der
Kopf ist in Verlängerung der Wirbelsäule
positioniert (Abb. 16). In dieser Position
erhält die Wirbelsäule ihre physiologische Form und die Bandscheiben
werden gleichmäßig belastet.

Blickpunkt
Nutzen Sie jede Gelegenheit, Ihre
Haltung zu beobachten. Nehmen Sie
Spiegel oder reflektierende Fenster-
scheiben zu Hilfe.

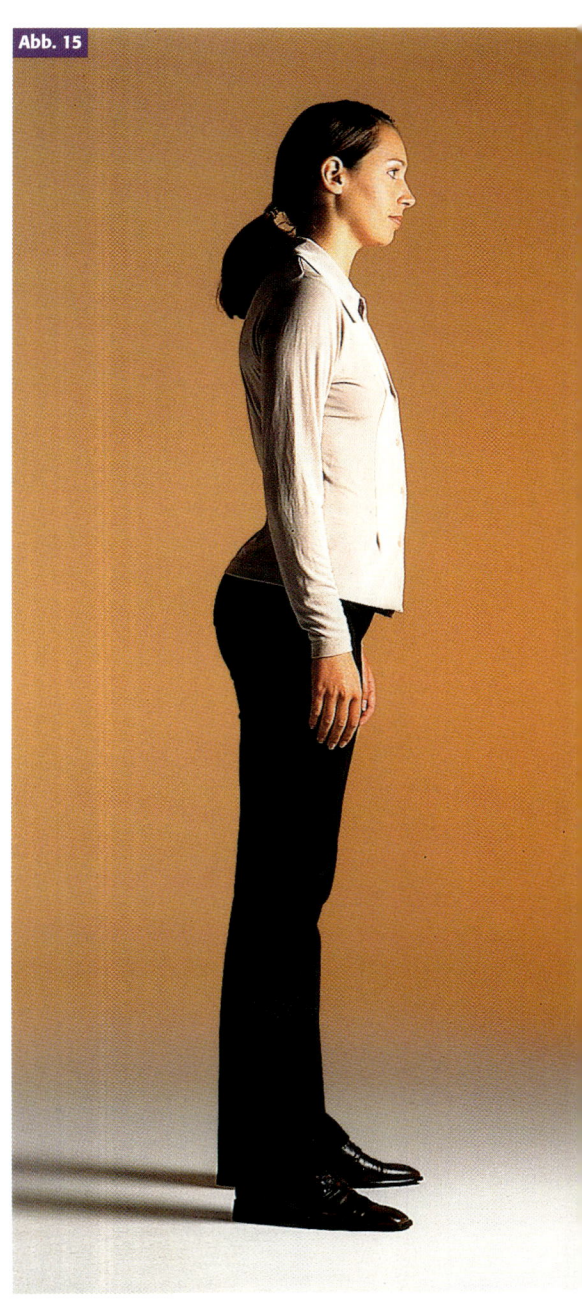

Abb. 15

Beckenschaukel im Stand

Ziel/Wirkung
Körperwahrnehmung der Standposition, Bandscheibenmassage.

Ausgangsposition
Hüftbreiter Stand, Füße gleichmäßig belastet, Kniegelenke leicht gebeugt, Arme locker neben dem Körper hängend (Abb. 16).

Ausführung
• Spannen Sie Bauch- und Gesäßmuskulatur an (stellen Sie sich vor, den Bauchnabel in Richtung Wirbelsäule zu ziehen).
• Halten Sie die Position für 10 Sekunden.
• Entspannen Sie die Muskulatur und gehen Sie bewusst ins Hohlkreuz (nicht übertreiben!)
• Schaukeln Sie Ihr Becken 10-mal vor und zurück und beobachten Sie die sich verändernde Muskelspannung und die Haltung Ihres Körpers.

Nach den Sternen greifen

Ziel/Wirkung
Dehnung der seitlichen Rumpfmuskulatur.

Ausgangsposition
Aufrechter Stand.

Ausführung
• Strecken Sie den rechten Arm Richtung Himmel/Decke, die Handinnenfläche zeigt noch oben, den Handrücken Richtung Nase ziehen (Abb. 17, S. 36).
• Der linke Arm schiebt quer vor dem Körper auf die gegenüberliegende Seite.
• Folgen Sie mit Ihrem Blick der rechten Hand.
• Heben Sie die linke Ferse an.
• Bauen Sie Spannung auf und halten Sie die Position für gut 15 Sekunden.
• Spüren Sie die Dehnung in der rechten Rumpfseite.
• Seitenwechsel.

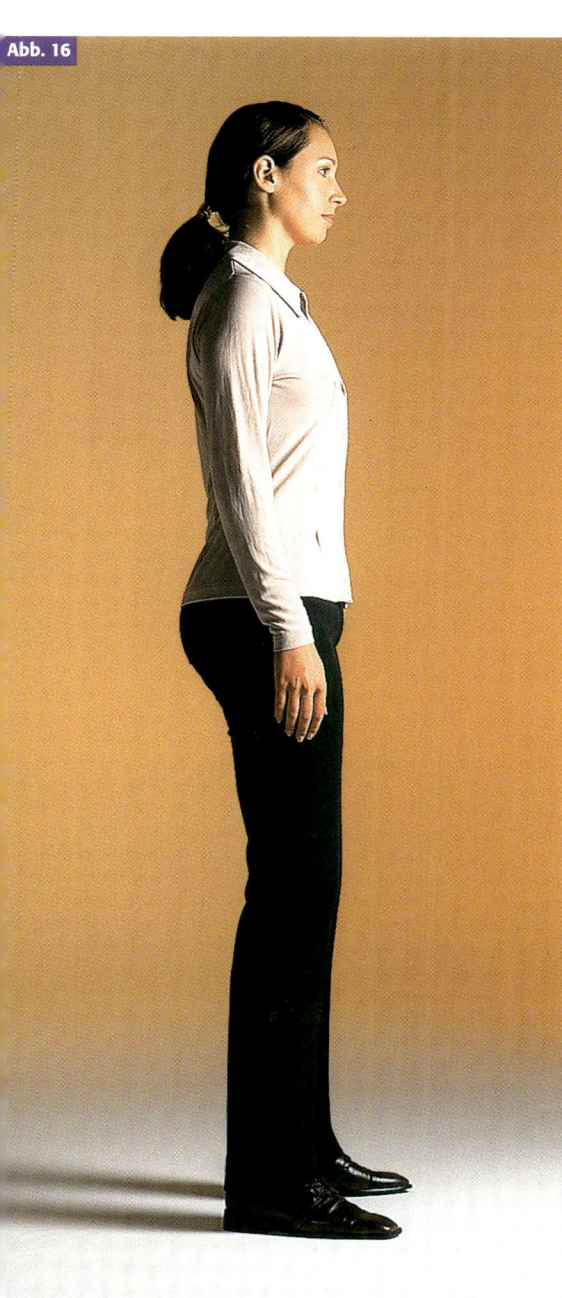

Abb. 16

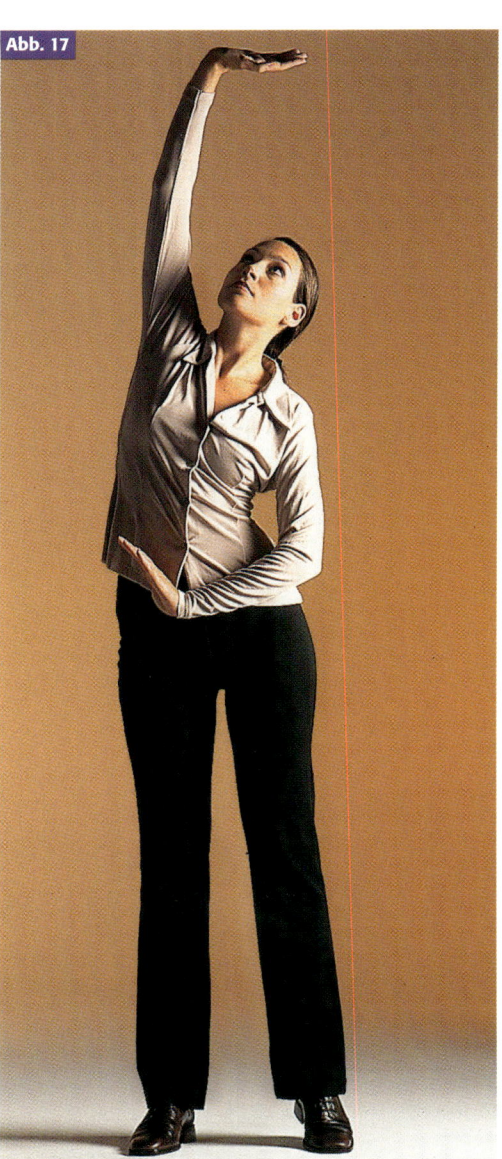

Abb. 17

Arm-/Handpumpe

Ziel/Wirkung
Aktivierung des Herz-Kreislauf-Systems, Durchblutungsförderung der Arm- und Handmuskulatur.

Ausgangsposition
Aufrechter Stand, Arme locker neben dem Körper hängend.

Ausführung
• Schließen und öffnen Sie kräftig Ihre Hände im Wechsel (Faust auf und zu) (Abb. 18–21).

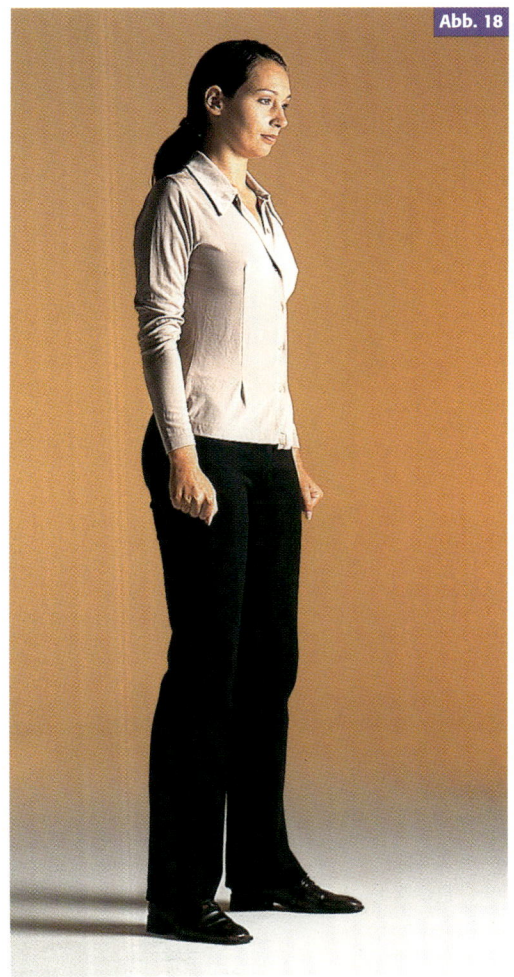

Abb. 18

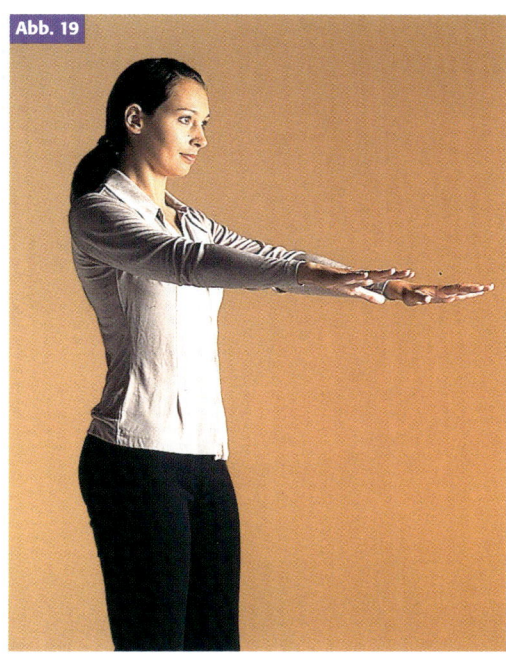

Abb. 19

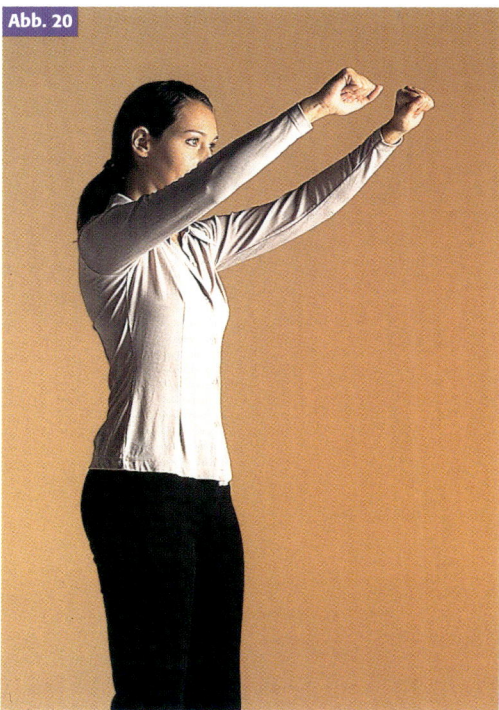

Abb. 20

• Führen Sie Ihre Arme gleichzeitig von unten nach vorne–oben und dann seitlich wieder zurück in die Ausgangsposition.

• Wiederholen Sie diese Bewegung 10-mal.

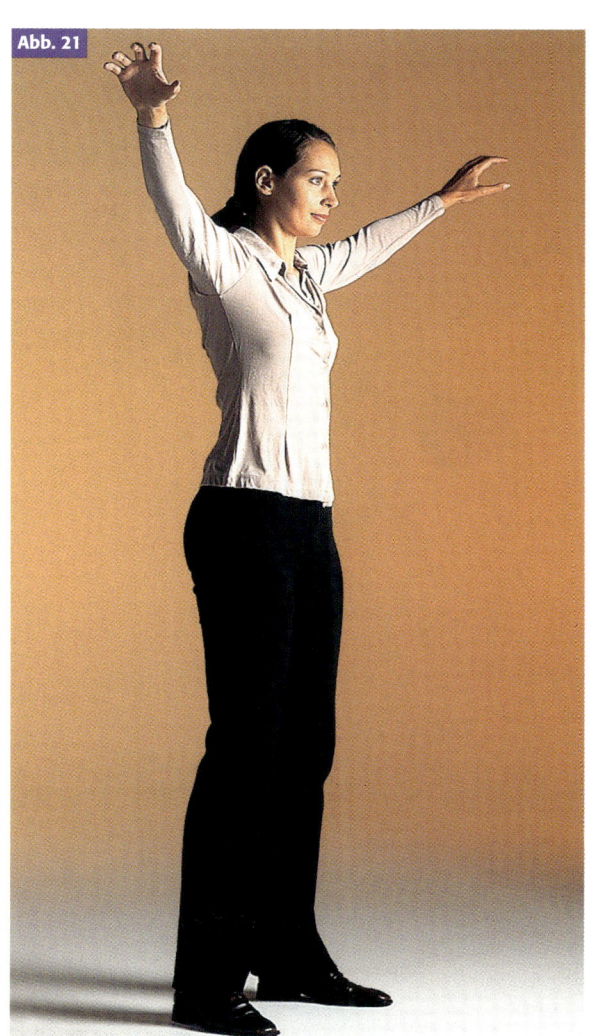

Abb. 21

Variante

Heben und senken Sie währenddessen Ihre Fersen gleichzeitig oder abwechselnd (siehe Abb. 34–35, S. 44).

Schulterkreisen rückwärts

Ziel/Wirkung
Lockerung und Durchblutungsförderung von Schultergürtel, Hals- und Nackenmuskulatur.

Ausgangsposition
Aufrechter Stand oder aufrechter Sitz, mit oder ohne Rückenlehnenkontakt.

Ausführung
• Bewegen Sie Ihre Schultern kreisförmig von unten über vorne–oben nach hinten–unten und zurück in die Ausgangsposition (Abb. 22–24).
• Wiederholen Sie diese Bewegung 10-mal.

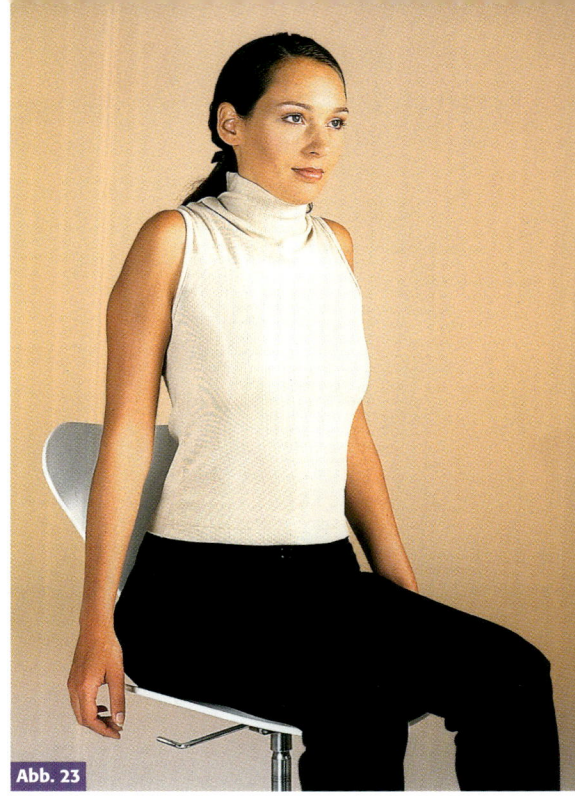

Abb. 23

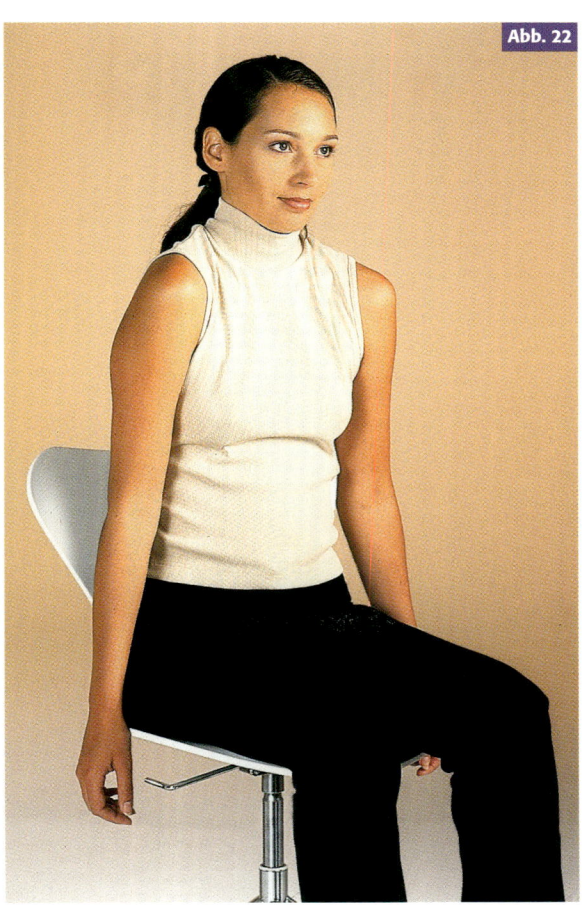

Abb. 22

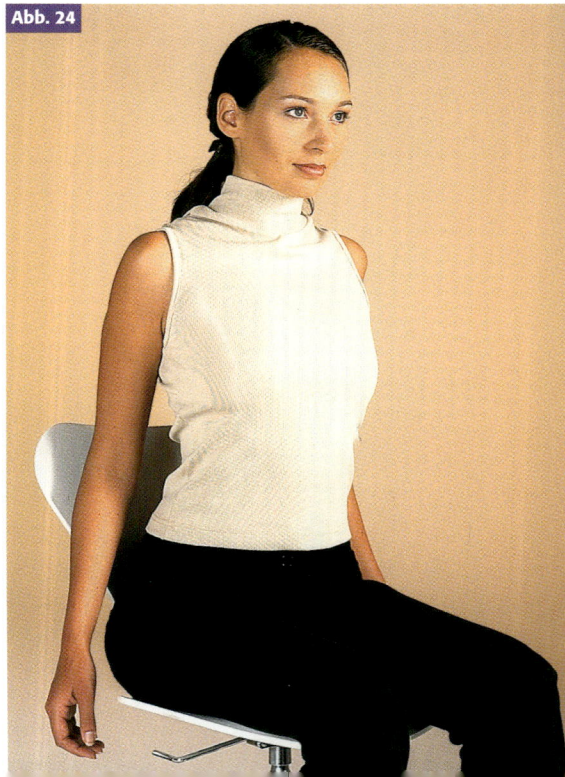

Abb. 24

Variante

Legen Sie Ihre Fingerspitzen auf die Schultern und beschreiben Sie mit Ihren Ellbogen rückwärts gerichtete Kreise von unterschiedlichen Radien. Beginnen Sie mit kleinen Kreisen und werden Sie immer größer, bis Sie den gesamten Bewegungsumfang der Schultergelenke ausgeschöpft haben.

Fehlerquelle

Ausweichen ins Hohlkreuz/Mitschwingen des Körpers

Korrektur

Halten Sie Kontakt zur Rückenlehne oder spannen Sie leicht Ihre Bauch- und Gesäßmuskulatur an.

Blickpunkt

»Tote« Zeiten am Kopierer, am Drucker oder in der Warteschlange können Sie für sich nutzen und kleine Bewegungen (Schulterkreisen, Wadenpumpe) ausführen.

Posaune

Ziel/Wirkung

Training des Ziliarmuskels, Elastizitäts-förderung und -erhaltung der Linse.

Ausgangsposition

Aufrechter Stand oder Sitz.

Ausführung

• Decken Sie mit der linken Hand Ihr linkes Auge ab und schließen Sie das Auge.
• Strecken Sie den rechten Arm mit nach oben gerichtetem Daumen nach vorne aus.
• Richten Sie Ihren Blick auf den Fingernagel (Abb. 25).
• Führen Sie den Daumen bis ca. 10 Zentimeter an das rechte Auge heran und wieder zurück in die Ausgangs-position (Abb. 26–27, S. 40).
• Verfolgen Sie den Daumen mit Ihrem Blick und versuchen Sie immer ein möglichst scharfes Bild vom Nagel herzustellen.
• Wiederholen Sie diese Posaunen-bewegung 10-mal.

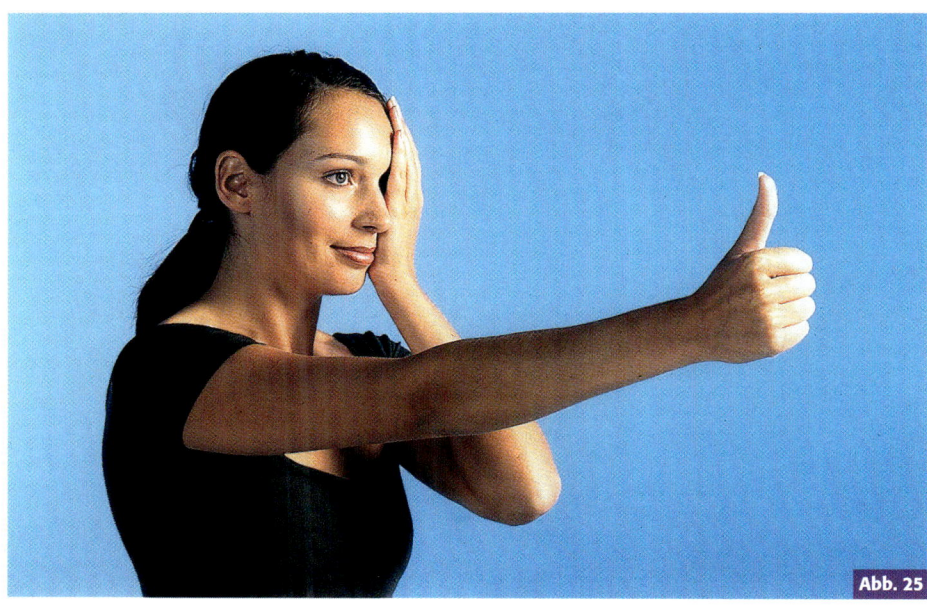

Abb. 25

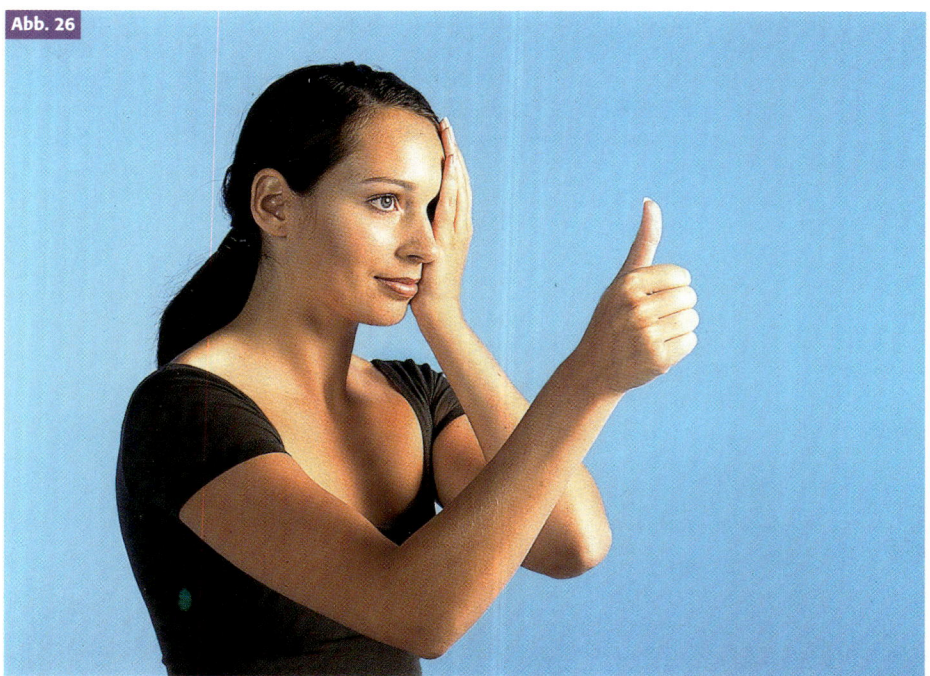

Abb. 26

- Schließen und decken Sie das rechte Auge für 10 Sekunden ab.
- Wechseln Sie die Seite.

Variante
- Nehmen Sie ein Foto oder ein schönes Bild an Stelle Ihres Daumens.
- Variieren Sie die Geschwindigkeit der Armbewegung.

Blickpunkt
Üben Sie ohne Brille. Kontaktlinsenträger wiederholen die Übung bitte zu Hause ohne Sehhilfe. Beobachten Sie das sich verändernde Körpergefühl ohne Korrekturhilfen. Versuchen Sie auch häufiger auf Ihre Sehhilfe zu verzichten (selbstverständlich nicht beim Autofahren oder bei sonstigen wichtigen Tätigkeiten!). Vielleicht können Sie nach einiger Zeit eine Verbesserung Ihrer Sehfähigkeit, auch ohne Sehhilfe, feststellen.

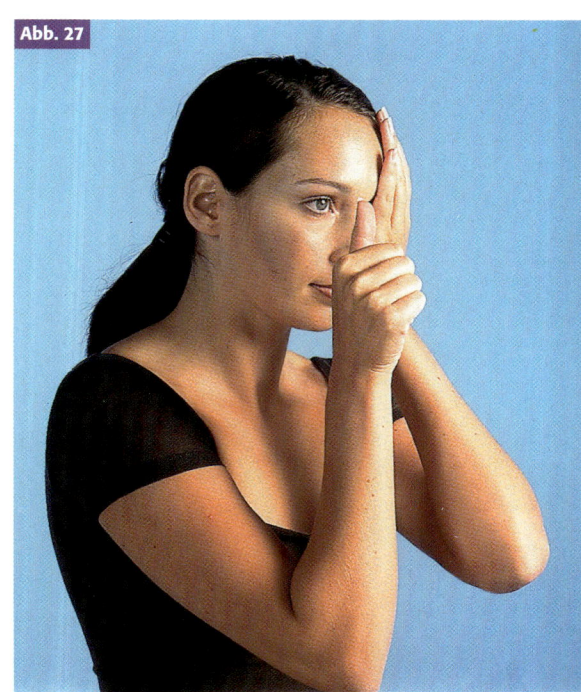

Abb. 27

Bürofliege

Ziel/Wirkung
Förderung des »natürlichen« Sehens, Ausgleich zum »Röhrensehen«.

Ausgangsposition
Aufrechter Stand oder Sitz.

Ausführung
• Stellen Sie sich vor, eine Fliege verirrt sich in Ihr Büro.
• Begleiten Sie diese Fliege auf ihrem Weg durch den Raum (Abb. 28–30).

Variante
• Stellen Sie sich vor, Sie beobachten spielende Kinder auf einem Hof oder Spielplatz.
• Verfolgen Sie deren schnelle, immer wieder wechselnde Bewegungen mit Ihrem Blick.

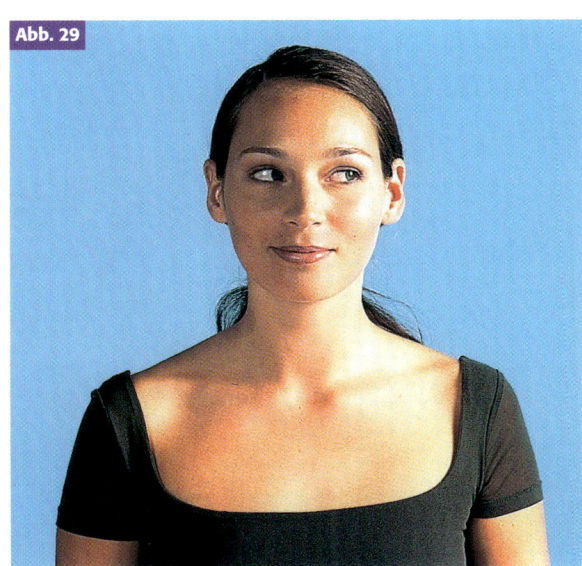

Abb. 29

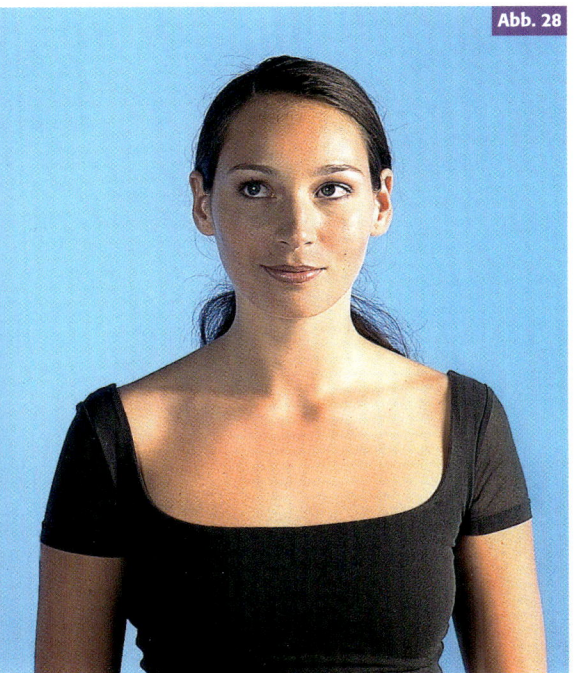

Abb. 28

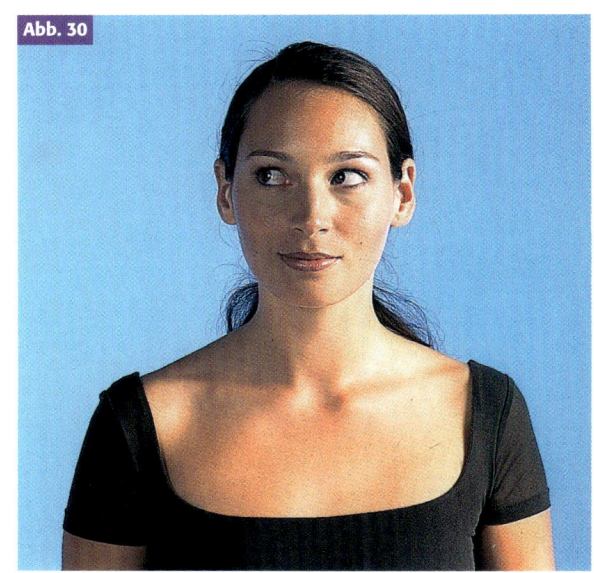

Abb. 30

• Wandern Sie mit Ihrem Blick durch das Büro, schauen Sie sich nah gelegene Punkte/Dinge an, dann wieder weiter entfernt gelegene. Verfolgen Sie die schnellen Bewegungen der Fliege und verharren Sie anschließend wieder auf einem Punkt und/oder bewegen Ihren Blick nur sehr langsam.
• Nehmen Sie sich für diese Entdeckungsreise mindestens 2 Minuten Zeit.

Palmieren

Ziel/Wirkung
Entspannung der Augen.
Ausgangsposition
Sitzposition vor einem Tisch oder
Rückenlage.
Ausführung
• Atmen Sie 2–3-mal ruhig durch.
• Stützen Sie die Ellbogen auf dem
Tisch ab oder legen Sie die Oberarme
auf den Oberkörper, um die Hals-
und Nackenmuskulatur zu entlasten
(Abb. 31–32).
• Wölben Sie Ihre Hände und legen Sie
sie so über die Augen, dass kein Licht-
strahl mehr an die Augen herankommt.
Die Finger kreuzen sich dabei über der
Stirn, die Handkanten liegen an der

Nase an. So bilden die Innenflächen
Ihrer Hände eine Höhle für die Augen,
ohne sie zu berühren.
• Schließen Sie die Augen und lassen
Sie sie in der Dunkelheit ruhen.
• Atmen Sie entspannt weiter und ge-
nießen Sie den Unterschied zu Licht,
Kontrasten und Farben.
• Entspannen Sie mindestens 1 Minute
in dieser Position.
Variante
• Reiben Sie Ihre Handflächen an-
einander, bevor Sie sie über Ihre Augen
legen. Die entstehende Körperwärme
unterstützt die Entspannung der Augen-
muskulatur.
• Legen Sie sich einen Pulli oder eine
Decke unter die Ellbogen, um den
Druck zu reduzieren.

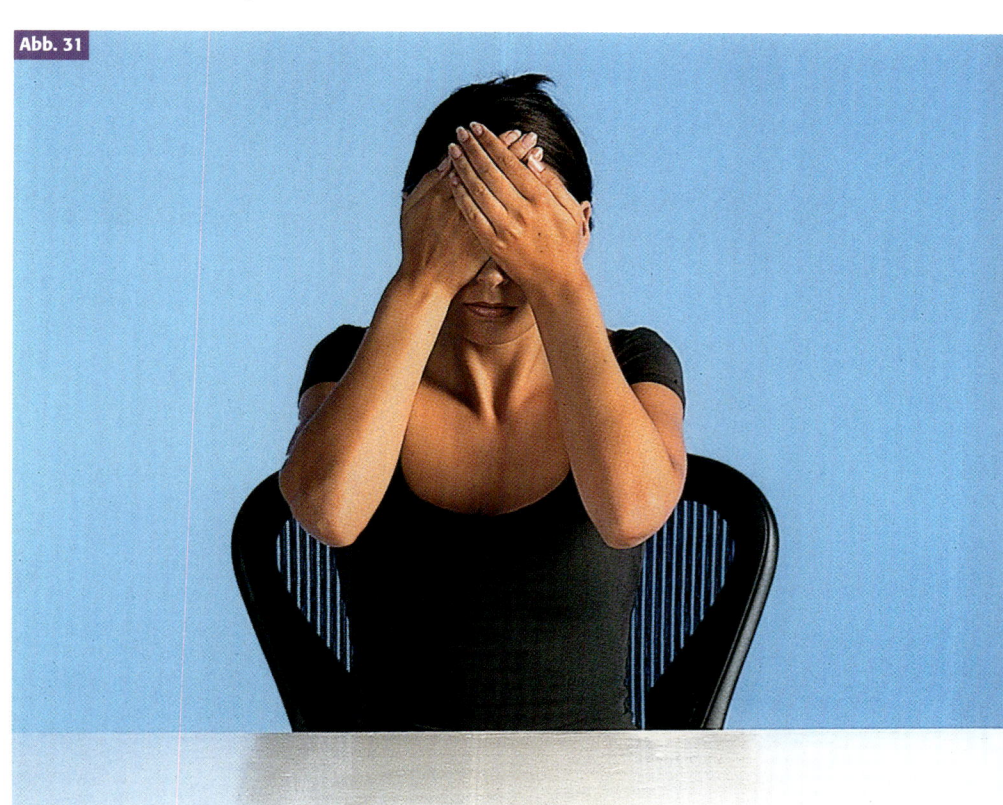

Abb. 31

Abb. 32

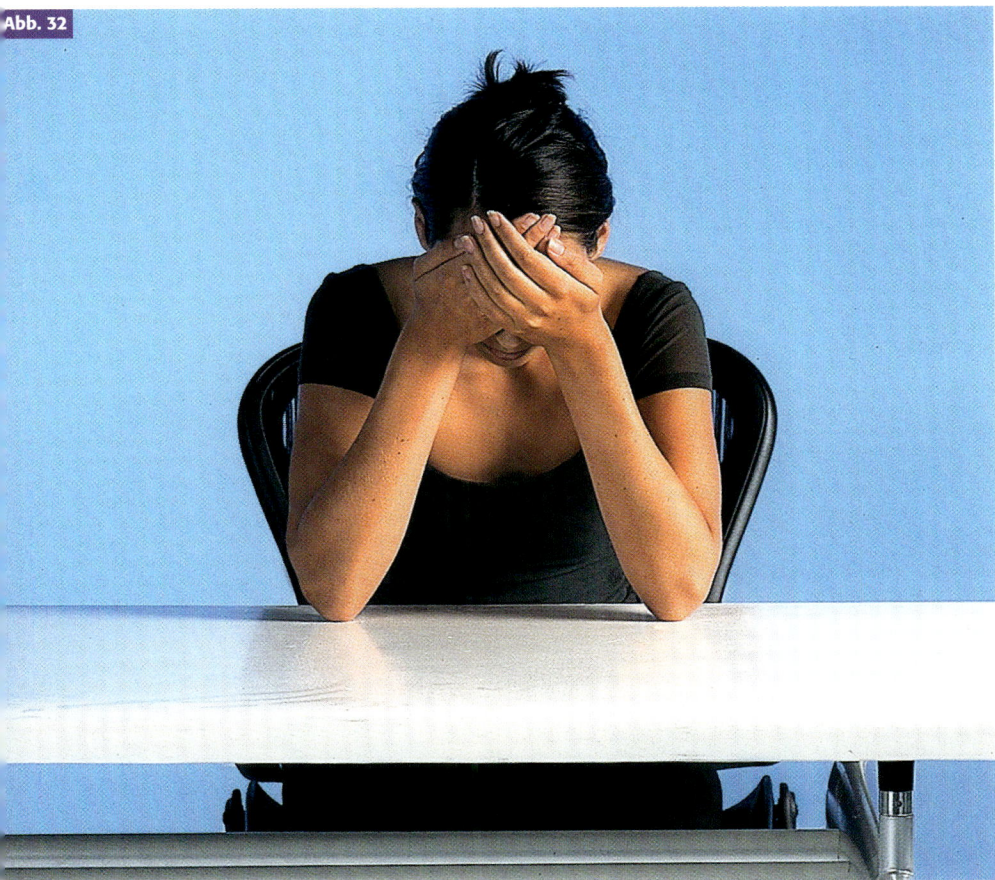

• Stützen Sie die Ellbogen auf Ihren Oberschenkeln ab, wenn kein Tisch vorhanden ist.

• Stellen Sie sich beim Palmieren einen Ort vor, an dem Sie jetzt gerne wären – lassen Sie Ihrer Phantasie freien Raum.

Blickpunkte

• Lassen Sie Ihren Atem langsam fließen und entspannen Sie Ihre Gesichtsmuskulatur. Beachten Sie Gedanken kurz und lassen Sie sie vorüberziehen. Tauchen Sie ein in das angenehme Dunkel und genießen Sie das »Schwarz-Sehen«. Den Erholungswert dieser Übung können Sie durch Visualisieren (sich etwas vorstellen) steigern. Lernen Sie, mit Ihrem inneren Auge zu sehen. Stellen Sie sich ein Bild, einen Gegenstand, eine schöne Situation vor, während Sie sich von äußeren optischen Reizen abschirmen.

• Besinnen Sie sich im Laufe des Arbeitstages häufiger auf Ihre Augen und spüren Sie hinein, welche Empfindungen Sie wahrnehmen können.

• Unterbrechen Sie Ihre Arbeit immer wieder durch kurze Pausen und schirmen Sie Ihre Augen ab.

Übungsprogramm 2

Wadenpumpe

Ziel/Wirkung
Herz-Kreislauf-Aktivierung, Unterstützung des venösen Bluttransports Richtung Herz, Vorbeugung von Venenerkrankungen, Aktivierung der Wadenmuskulatur

Ausgangsposition
Sitz oder Stand.

Ausführung
• Heben und senken Sie im Wechsel Ihre Fersen gleichzeitig oder abwechselnd (Abb. 33–35).
• Wiederholen Sie die Übung so oft und so lange wie möglich.

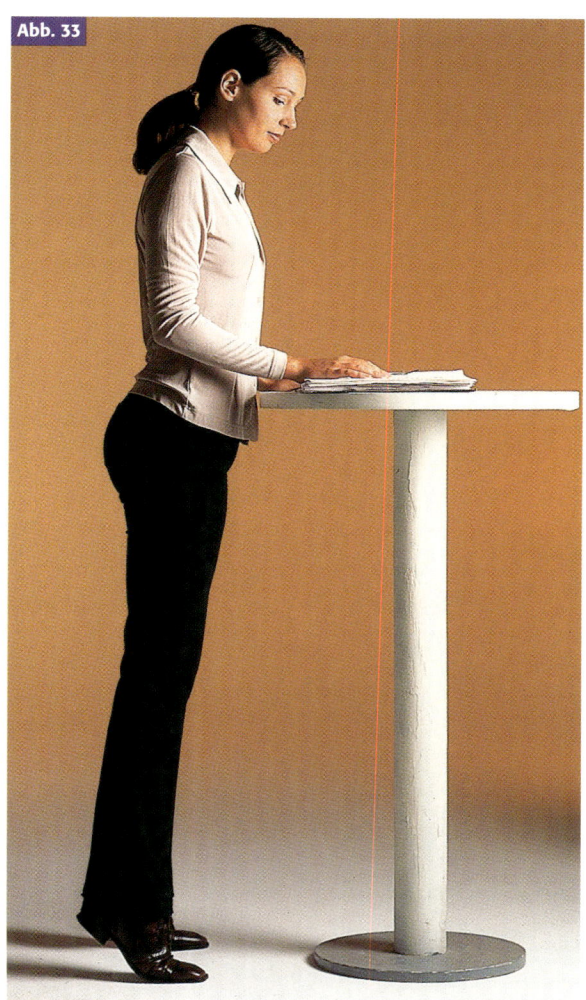

Abb. 33

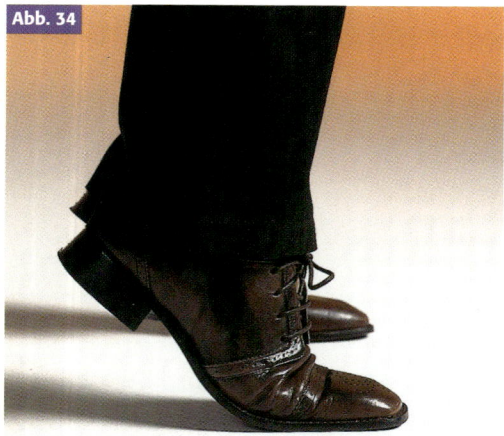

Abb. 34

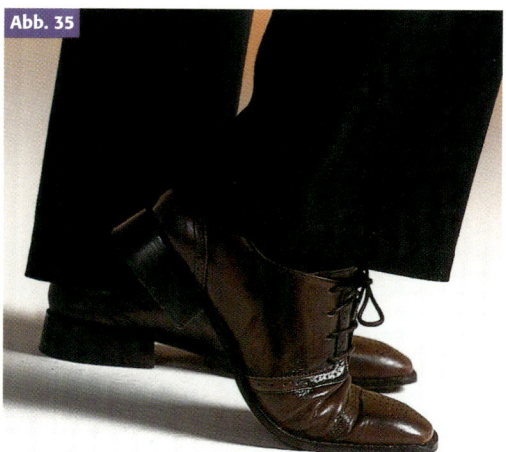

Abb. 35

Blickpunkte

- Nutzen Sie für diese Übung zum Beispiel alle »toten« Zeiten wie Warten am Kopierer, am Drucker, in öffentlichen Verkehrsmitteln, an der Kasse im Supermarkt etc.
- Treppensteigen ist die optimale Gelegenheit, Ihr Herz-Kreislauf-System im Büro in Schwung zu bringen und Ihre Venen zu entlasten. Aufzüge sollten tabu sein!

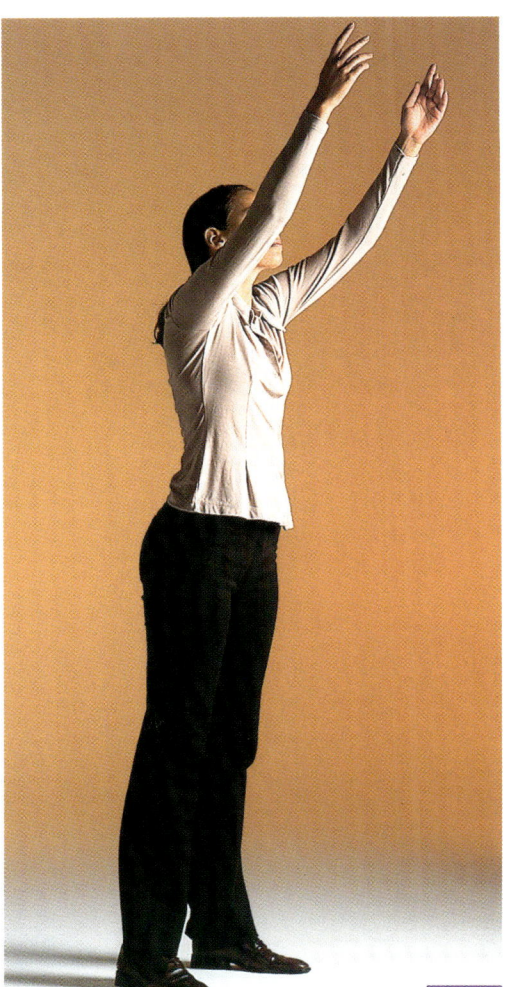

Abb. 36

Armschwünge vorwärts

Ziel/Wirkung
Herz-Kreislauf-Aktivierung, Lockerung der Schultergürtelmuskulatur.

Ausgangsposition
Aufrechter Stand.

Ausführung
- Heben Sie die Arme nach vorne–oben und richten Sie Ihren Blick in die gleiche Richtung (Abb. 36).
- Beugen Sie die Kniegelenke und schwingen Sie bei gleichzeitiger Oberkörperbeugung mit den Armen nach hinten–unten (Abb. 37).
- Richten Sie beim Anheben der Arme nach vorne–oben den Oberkörper wieder auf und strecken Sie die Beine.
- Folgen Sie mit Ihrem Kopf und Ihren Augen der Bewegung.
- Wiederholen Sie das Schwingen 10-mal.

Anmerkung
- Atmen Sie bei der Streckung ein und bei der Beugung aus.
- Heben Sie die Arme bis maximal Stirnhöhe (Abb. 36).

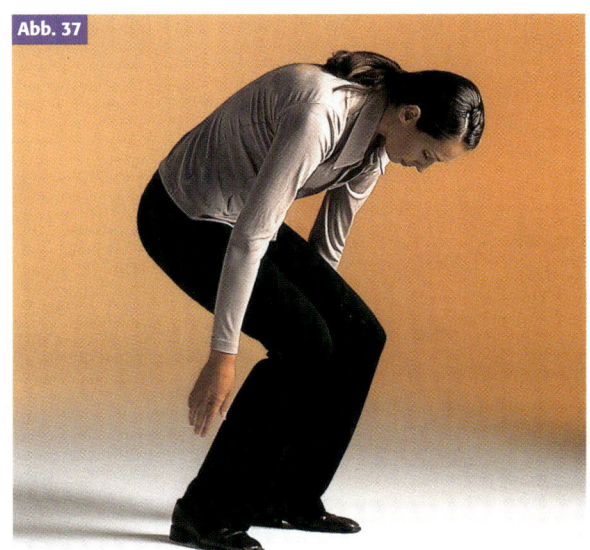

Abb. 37

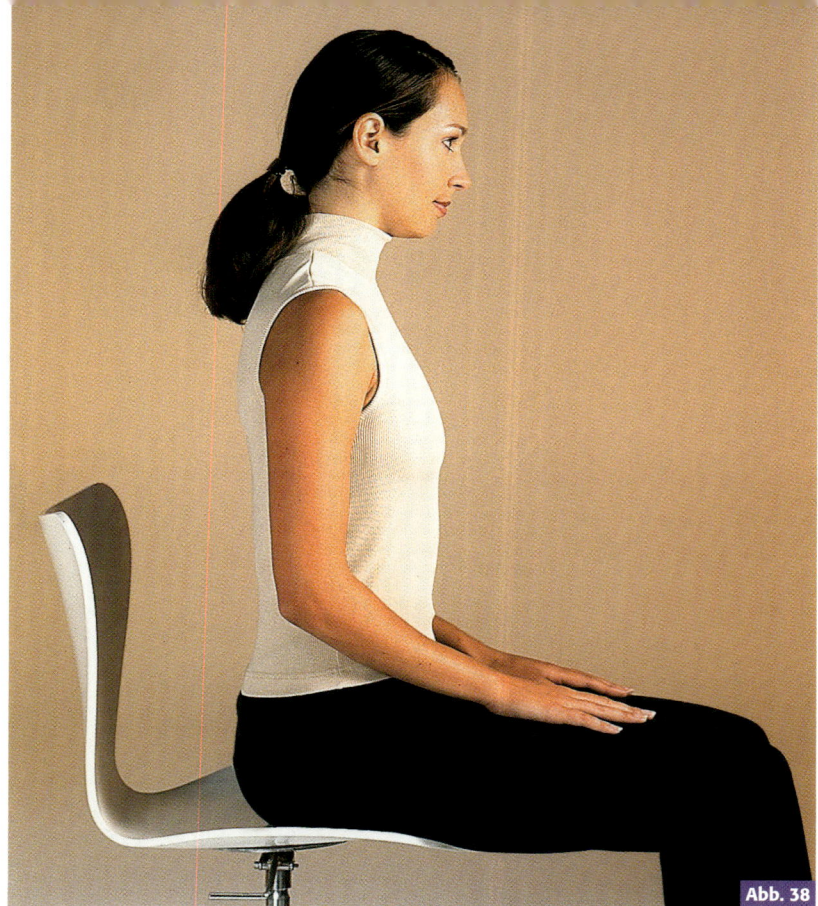

Abb. 38

Aufrechter Sitz

Im Sitzen neigen wir gern zu einer bequemen »Lümmelhaltung«. Diese zeichnet sich aus durch einen gekrümmten Rücken und hängende Schultern. Bei der Arbeit am Computer heben wir in der Regel zusätzlich unser Kinn an und erzeugen eine extreme Lordosierung der Halswirbelsäule (Wölbung nach vorne). Diese oft über mehrere Stunden eingenommene »falsche« Körperhaltung kann neben starken Verspannungen im Hals- und Lendenwirbelsäulenbereich mittel- bis langfristig zu Erkrankungen der Wirbelsäule führen. Neben dem häufigen Positionswechsel (Sitzpositionen, Stehen, Gehen, Bewegen) ist die aufrechte Sitzhaltung mit aktivierter Rückenmuskulatur eine gute Vorbeugung gegen Rückenerkrankungen. Der aufrechte Sitz (Abb. 38) zeichnet sich aus durch ganzflächig, ca. hüftbreit geöffnet aufgestellte Füße, einem Kniewinkel von 90 oder mehr Grad, nach vorne gekipptem Becken und einem nach oben aufgerichteten Brustbein (siehe auch Abb. 13, S. 30).

Blickpunkt
Geben Sie Ihrem Partner, Kollegen oder einer anderen vertrauenswürdigen Person den Auftrag, Ihnen Rückmeldung über Ihre Haltung zu geben. Danken Sie ihm/ihr dafür.

Beckenschaukel sitzend

Ziel/Wirkung
Körperwahrnehmung, Bandscheibenmassage, Lockerung der Rückenmuskulatur.

Ausgangsposition
Aufrechter Sitz auf dem vorderen Drittel des Sitzmöbels.

Ausführung
• Lassen Sie Ihr Becken nach hinten fallen (ins Hohlkreuz gehen, Abb. 39).
• Kippen Sie das Becken nach vorne (Vorstellung: das Becken mit Wasser füllen zu wollen, Abb. 40).
• Schaukeln Sie mindestens 10-mal zwischen diesen Positionen hin und her.
• Lassen Sie Ihren Oberkörper entspannt die Bewegung begleiten.

• Variieren Sie die zwischen kleinen, minimalen Bewegungen im Wechsel mit großen, ausladenden.

Blickpunkte
• Legen Sie zur Kontrolle und besseren Wahrnehmung eine Hand auf den unteren Bauch und die andere auf den unteren Rücken.
• Wählen Sie die Bewegungsausprägung nur in den Ausmaßen, die Ihnen gut tun.
• Führen Sie die Bewegung langsam und kontrolliert durch.
• Auch in Auto, Bahn oder Flugzeug können Sie Ihren durch das »Dauersitzen« beanspruchten und verspannten Körper mit dieser Übung entlasten.

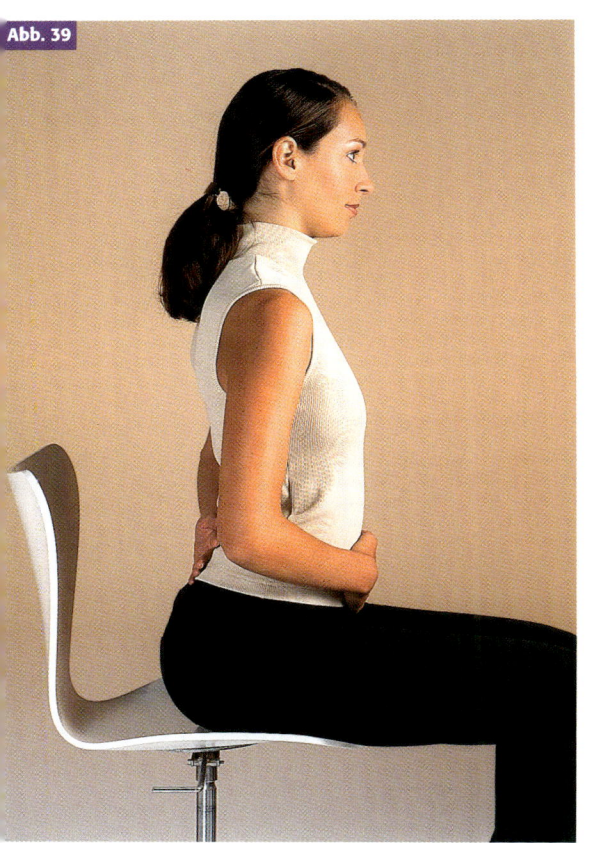
Abb. 39

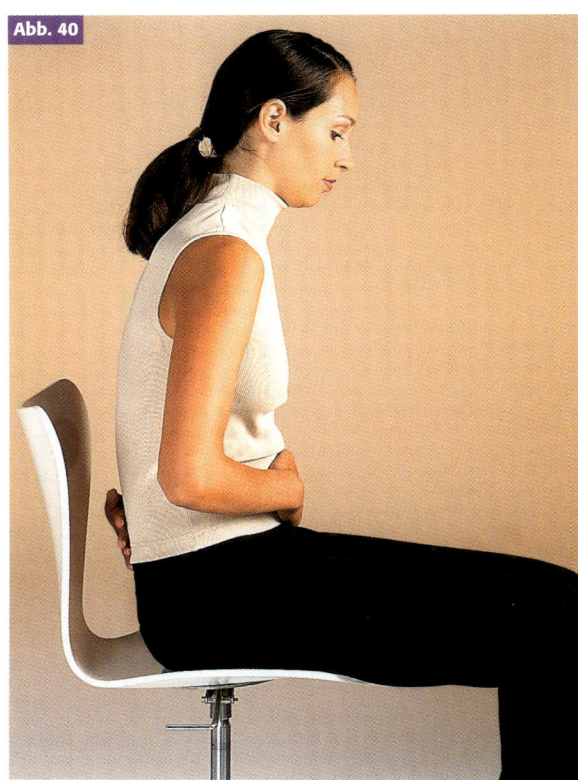
Abb. 40

Augen-Yoga

Ziel/Wirkung
Aktivierung, Kräftigung, Lockerung und
Dehnung der Augenmuskulatur.

Ausgangsposition
Aufrechter Sitz oder Stand.

Ausführung
• Richten Sie Ihren Blick ohne Bewe-
gung des Kopfes im Wechsel nach oben
und unten (Abb. 41–42)
• Beobachten und spüren Sie die
Anspannung und Dehnung der Augen-
muskeln.
• Wiederholen Sie den Blickwechsel
5-mal.
• Schließen Sie die Augen und spüren
Sie der vorangegangenen Bewegung
nach.

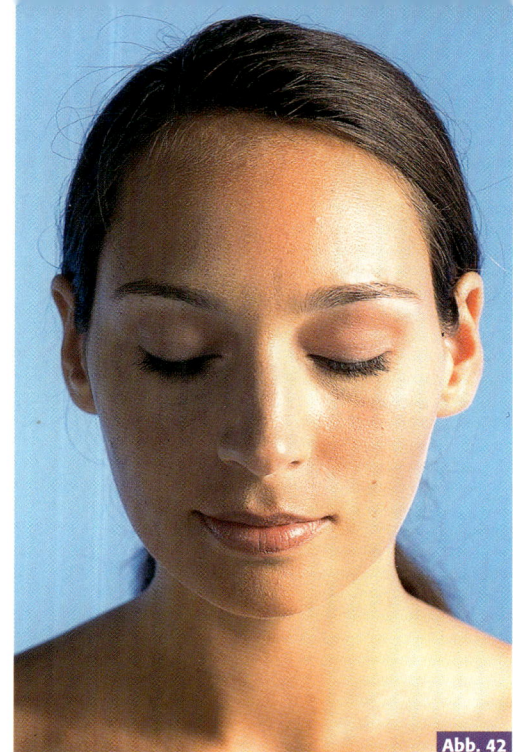

Abb. 42

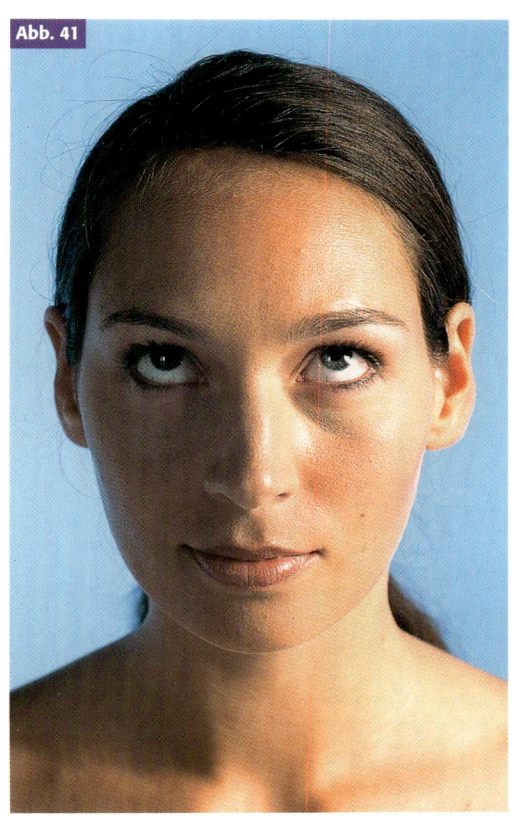

Abb. 41

• Verfahren Sie mit den anderen
Blickrichtungen ebenso: rechts – links
(Abb. 43–44), den Diagonalen rechts
oben – links unten und links oben –
rechts unten (Abb. 45–46).
• Lassen Sie Ihre Augen kreisen, im
und entgegen dem Uhrzeigersinn.
• Beenden Sie die Übung mit dem
»Palmieren« (siehe Abb. 31–32, S. 42).

Variante
Führen Sie die Übung mit geschlosse-
nen Augen durch und vergleichen Sie
Ihre Empfindungen.

Blickpunkt
Verbinden Sie Ihre Atmung mit der
Augenbewegung, zum Beispiel Einatmen beim Blick nach rechts und
Ausatmen bei der Blickrichtung nach
links. Bitte blinzeln Sie möglichst häufig, um Ihre Augen zu befeuchten
und kurz zu entspannen.

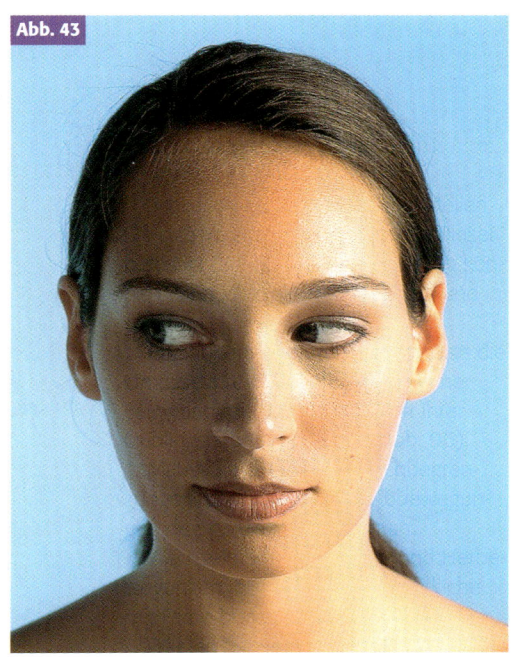

Abb. 43

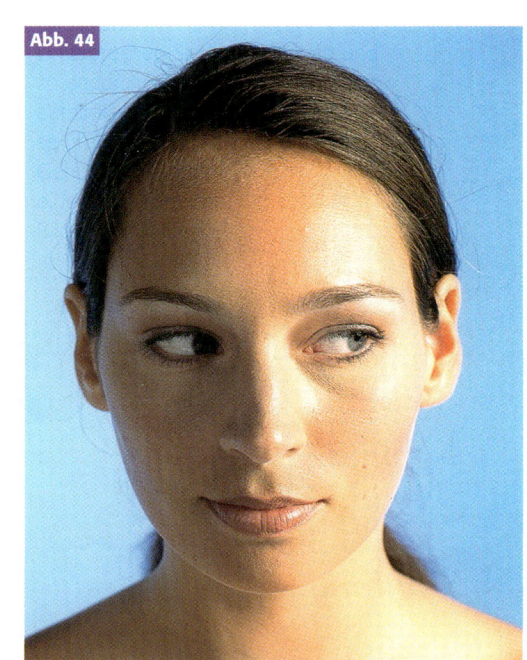

Abb. 44

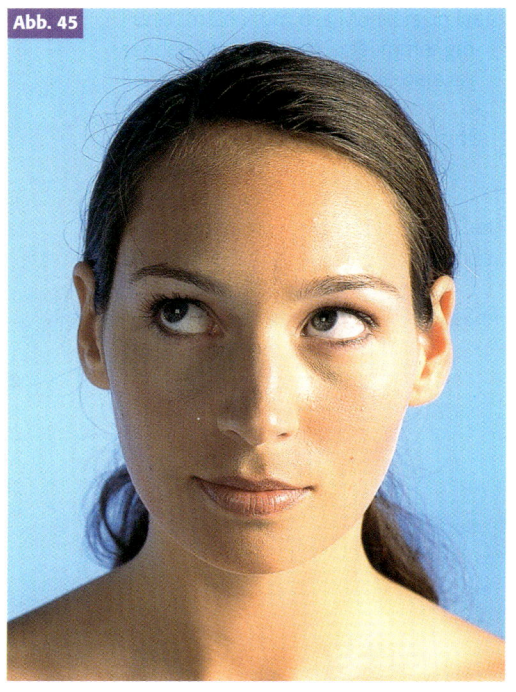

Abb. 45

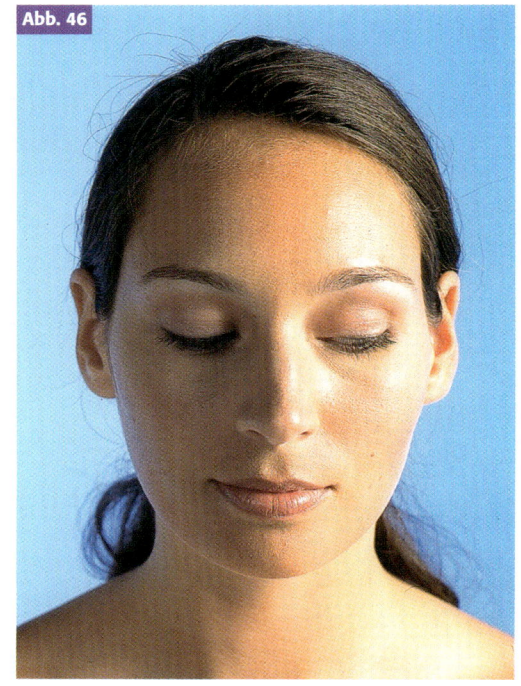

Abb. 46

Lichtbaden oder »Der helle Glanz«

Ziel/Wirkung
Aktivierung der Sehzellen, Augenentspannung.

Ausgangsposition
Setzen, stellen oder legen Sie sich in die Sonne oder vor/unter eine künstliche Lichtquelle.

Ausführung
• Schließen Sie Ihre Augen.
• Bewegen Sie Ihr Gesicht und Ihre Augen mit geschlossenen Lidern langsam auf den intensivsten Punkt der Lichtquelle zu (Abb. 47).
• Sollten Sie eine Blendung verspüren, bewegen Sie sich wieder Richtung Schatten.

• Tasten Sie sich mit langsamen Kopfbewegungen dem intensivsten Licht entgegen und baden Sie Ihre Augen darin.
• Genießen Sie die Wärme und das intensive Licht (Abb. 48).

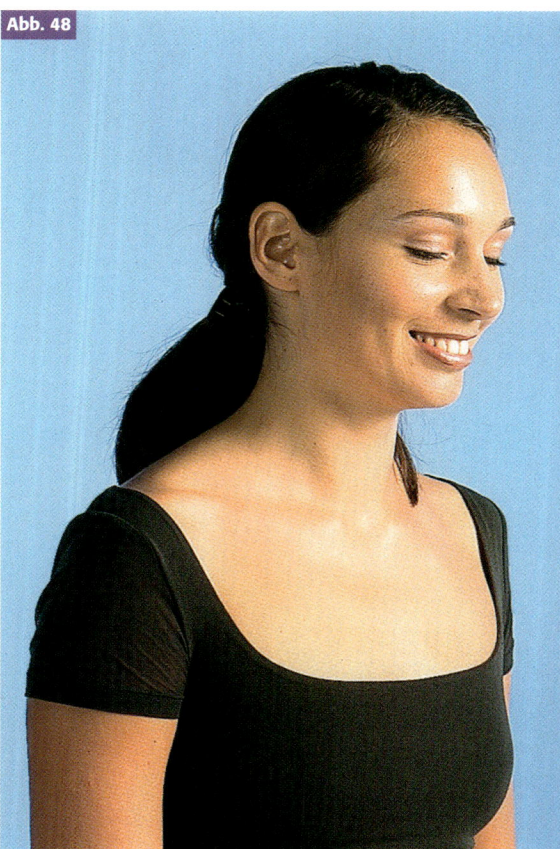

Abb. 48

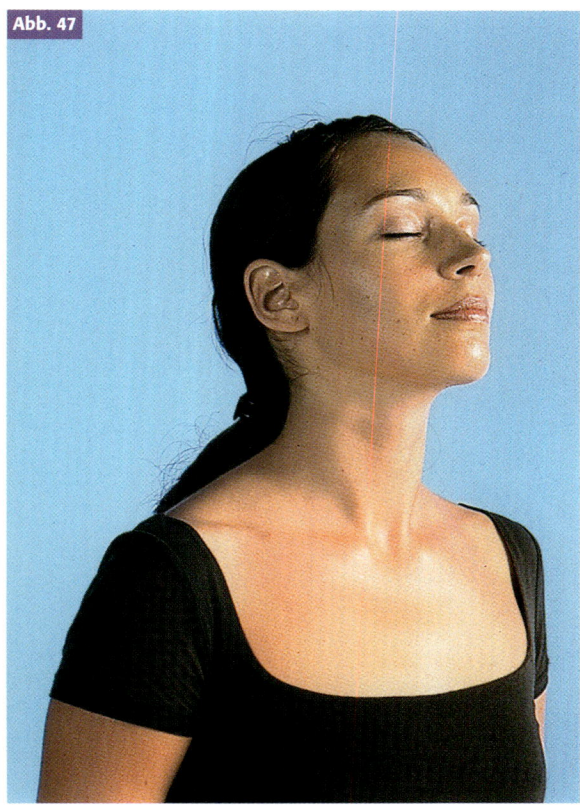

Abb. 47

Variante
• Wenden Sie Ihr Gesicht mit geschlossenen Augen der Lichtquelle zu.
• Halten Sie Ihre gespreizten Hände versetzt vor Ihr Gesicht und bewegen Sie die Hände gegenläufig auf und ab (Abb. 49).
• Nehmen Sie das Licht- und Schattenspiel durch Ihre geschlossenen Augenlider wahr und genießen Sie die Aktivierung Ihrer Sehzellen.

Abb. 49

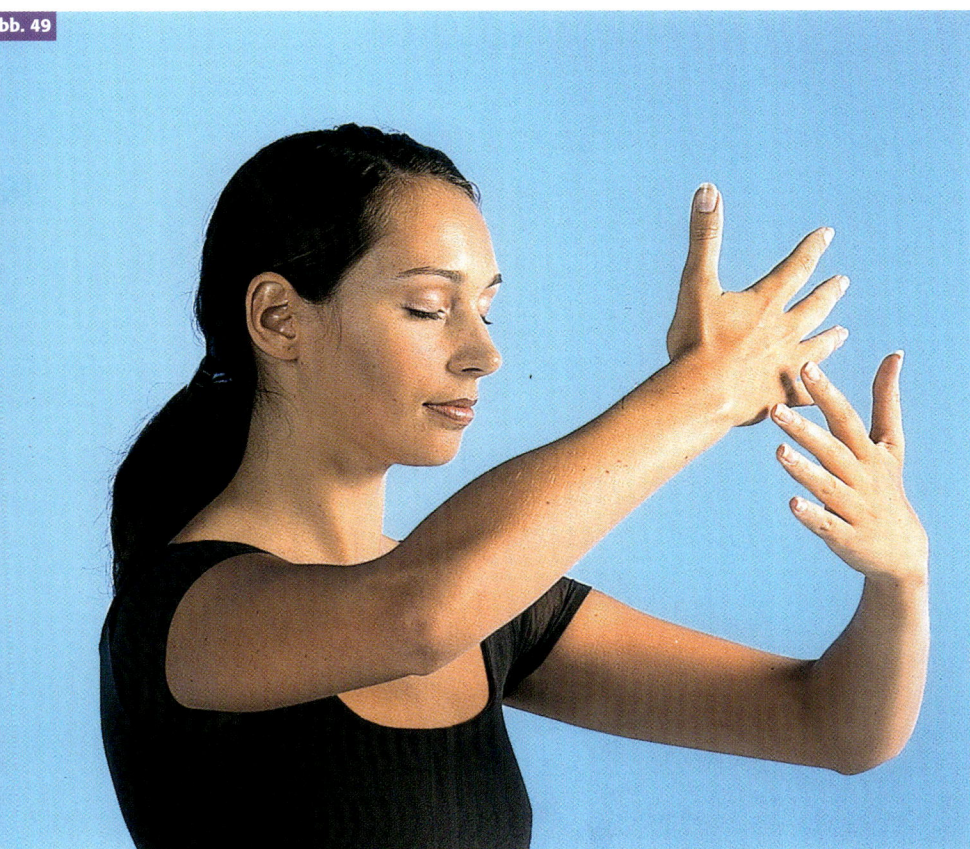

- Variieren Sie das Tempo der Armbewegung und erzeugen Sie somit
Lichtblitze, die zusätzliche Aktivierung
bedeuten.

Blickpunkte
- Halten Sie sich möglichst häufig
im Tageslicht auf. Geben Sie Ihren
geschlossenen Augen Gelegenheit,
sich langsam an intensives Sonnenlicht zu gewöhnen. Nach einiger
Zeit werden Sie unempfindlicher
und Sie fühlen sich nicht mehr so
geblendet.
- Zu viel oder zu wenig Lichtintensität
kann sich auf unsere Augen und

unser körperliches Wohlbefinden
negativ auswirken. Setzen wir unsere
Augen häufig und zu lange geringen
Lichtintensitäten aus, kann die Netzhaut unempfindlich werden und ab-
stumpfen. Demgegenüber schützen
Sie Ihre Augen bitte mit einer guten
(am besten vom Augenoptiker emp-
fohlenen) Sonnenbrille, wenn Sie
sich im Süden aufhalten, Ski fahren
oder sich am oder auf dem Wasser
tummeln.

*»Wär nicht das Auge sonnenhaft,
Die Sonne könnt es nie erblicken.«*
J. W. v. GOETHE

Übungsprogramm 3

Knieheben überkreuzt

Ziel/Wirkung
Herz-Kreislauf-Aktivierung, Synchronisierung der rechten und der linken Gehirnhälfte, Koordinationsförderung, Aktivierung der Hüftbeugemuskulatur.
Ausgangsposition
Aufrechter Stand.
Ausführung
• Heben Sie Ihr linkes Knie hüfthoch an und fassen Sie gleichzeitig mit der rechten Hand auf den linken Oberschenkel im Kniebereich (Abb. 50).

• Üben Sie mit der Hand leichten Druck auf den Oberschenkel aus und umgekehrt: Druck des Oberschenkels nach oben gegen die Hand.
• Lassen Sie das Kniegelenk des Standbeins leicht gebeugt.
• Wechseln Sie zur anderen Seite (Abb. 51).
• Wiederholen Sie diese Übung je Bein 10-mal.

Blickpunkt
Stehen Sie hin und wieder auf und gehen Sie einige Schritte überkreuzt, das fördert das Zusammenspiel Ihrer beiden Gehirnhälften.

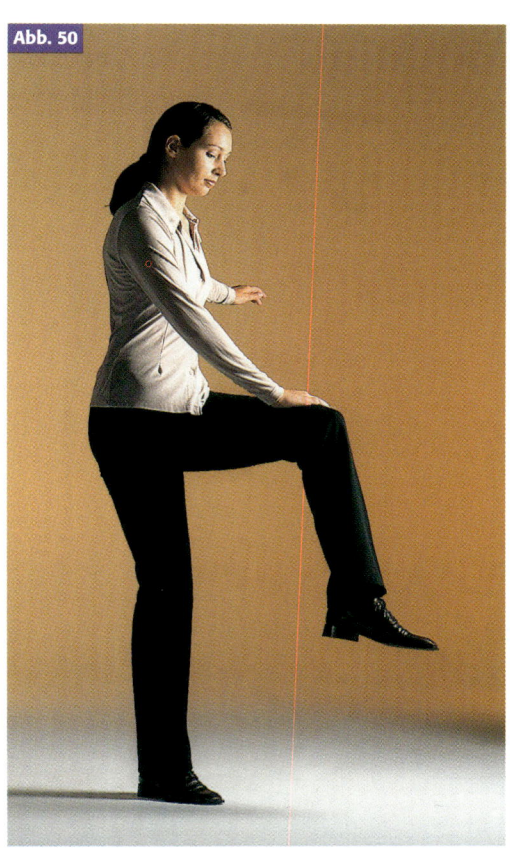

Abb. 50

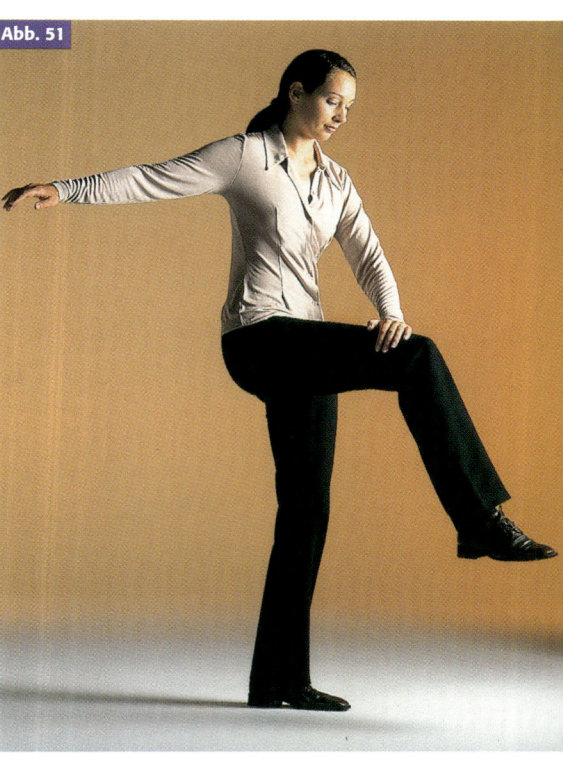

Abb. 51

Leichtes Schwingen

Ziel/Wirkung
Muskellockerung, Augenentspannung.
Ausgangsposition
Aufrechter Stand.

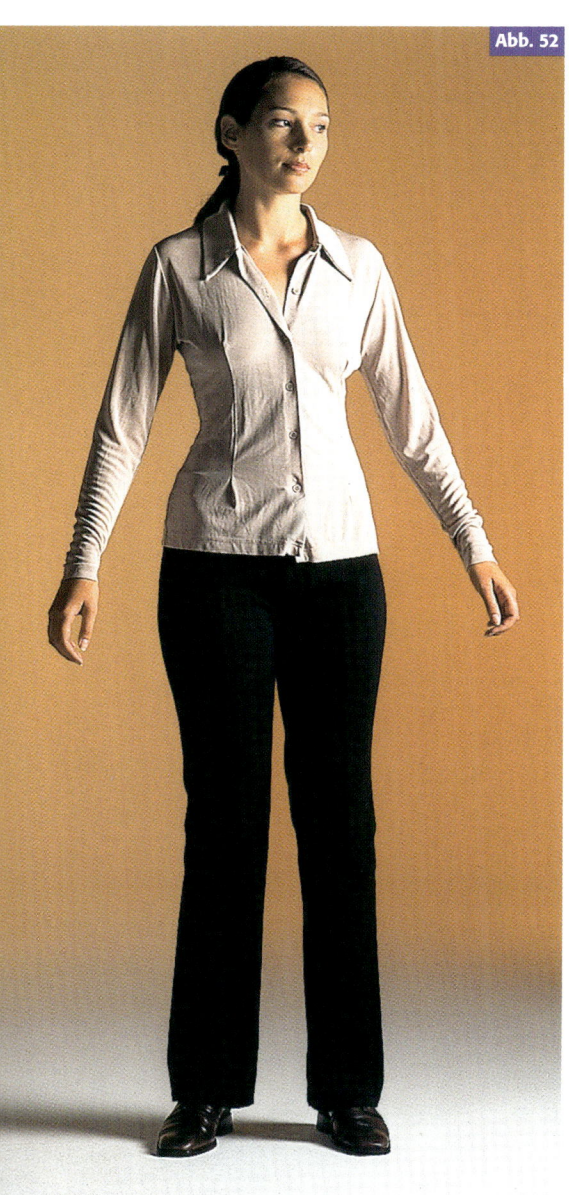

Abb. 52

Ausführung
• Schwingen Sie sanft aus der Hüfte nach rechts und links (Abb. 52) und lassen Sie Ihre Arme locker dem Impuls folgen.
• Versuchen Sie Ihren Blick loszulassen und nehmen Sie Ihre Umgebung in der Bewegung wahr, ohne den Blick zu fixieren.
Variante
Heben Sie bei größeren Schwüngen jeweils leicht die außenliegende Ferse an (Drehung nach links, rechte Ferse wird angehoben).

Blickpunkt
Lassen Sie Ihre Augen bei der Schwungbewegung geöffnet und beobachten Sie, wie die Umgebung an Ihnen vorbeifließt. Atmen Sie locker und entspannt durch und genießen Sie das sanfte Hin- und Herschwingen.

Dehnung der Oberschenkelrückseite

Ziel/Wirkung
Dehnung der Muskulatur der Oberschenkelrückseite und der Wade.
Ausgangsposition
Aufrechter Sitz auf dem vorderen Drittel des Sitzmöbels.
Ausführung
• Strecken Sie ein Bein nach vorne aus und stellen Sie die Ferse auf den Boden.
• Ziehen Sie die Fußspitze Richtung Schienbein.
• Heben Sie Ihr Brustbein Richtung Decke an (Vorstellung: »Ich mache mich lang«, Abb. 53).
• Neigen Sie den aufgerichteten Oberkörper Richtung gestrecktem Bein, belassen Sie den Kopf in Verlängerung der Wirbelsäule.
• Stützen Sie sich auf dem anderen Bein oder dem Schreibtisch ab (Abb. 54).

- Spüren Sie die ansteigende Dehnung und bleiben Sie mindestens 15 Sekunden in dieser Dehnposition.

- Gehen Sie in die Ausgangsposition zurück und schließen Sie die Augen.
- Lenken Sie Ihre Wahrnehmung be-

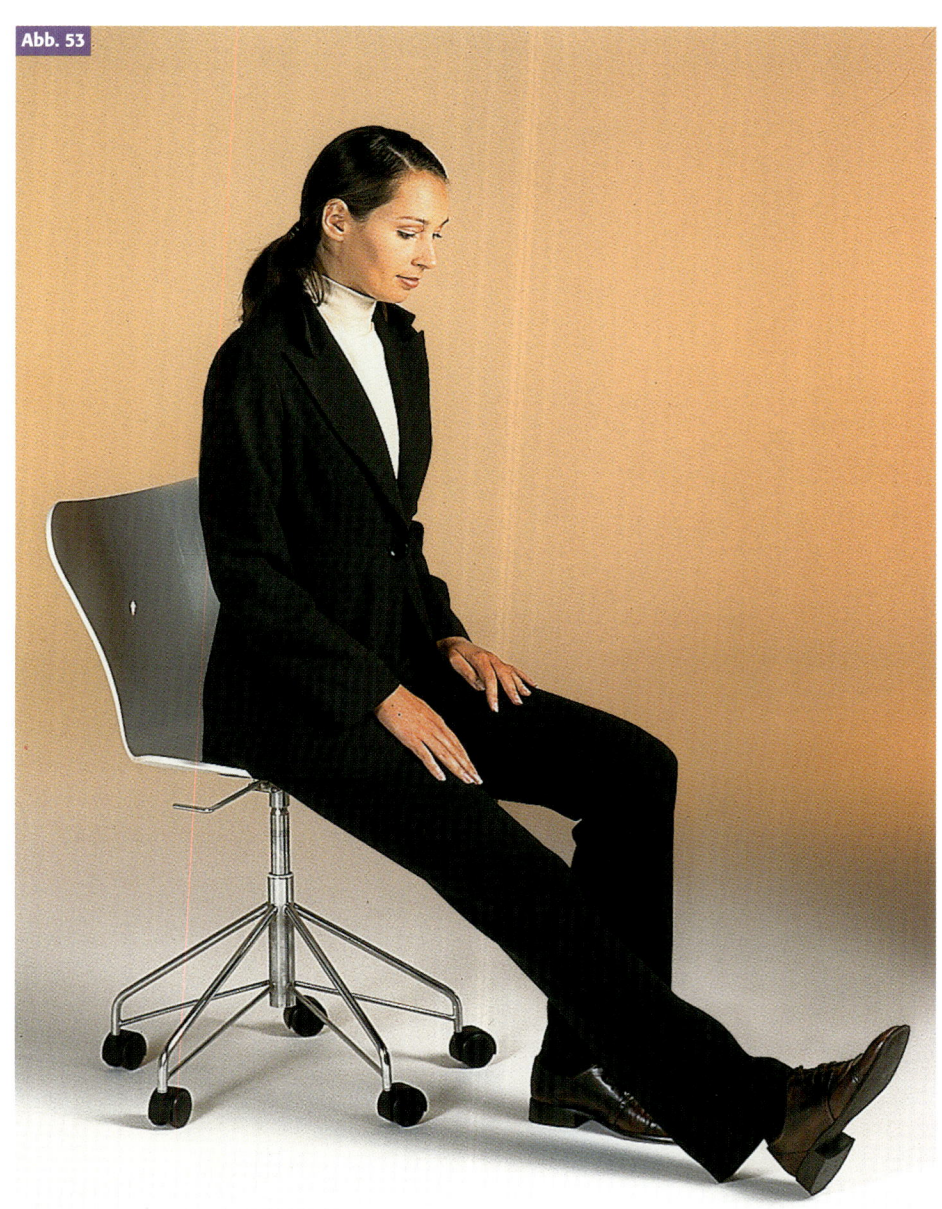

Abb. 53

wusst in Ihre Beine und vergleichen Sie die Empfindungen.

- Können Sie einen Unterschied feststellen? Wie fühlt sich das gedehnte Bein im Vergleich zum anderen an?

- Wechseln Sie zum anderen Bein.

Abb. 54

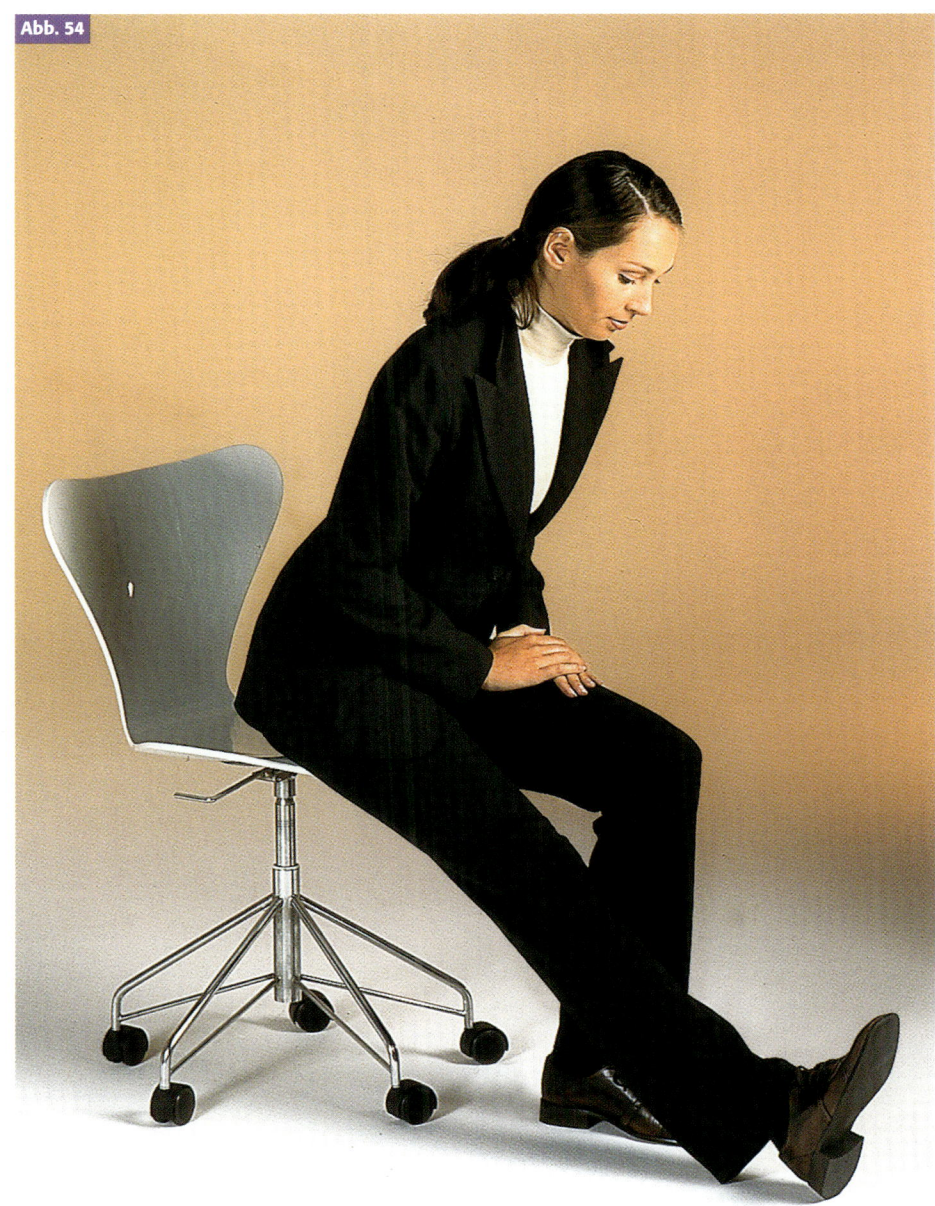

»Weiß ich nicht«-Übung

Ziel/Wirkung
Aktivierung und Lockerung der Hals-Nacken-Muskulatur.

Ausgangsposition
Aufrechter Stand oder Sitz.

Ausführung
• Lassen Sie Ihre Arme locker neben Ihrem Oberkörper hängen und ziehen Sie Ihren Handrücken waagrecht in Richtung Unterarm, die Fingerspitzen zeigen nach vorn.

• Ziehen Sie Ihre Schultern so weit es geht in Richtung Ohrläppchen (Abb. 55).

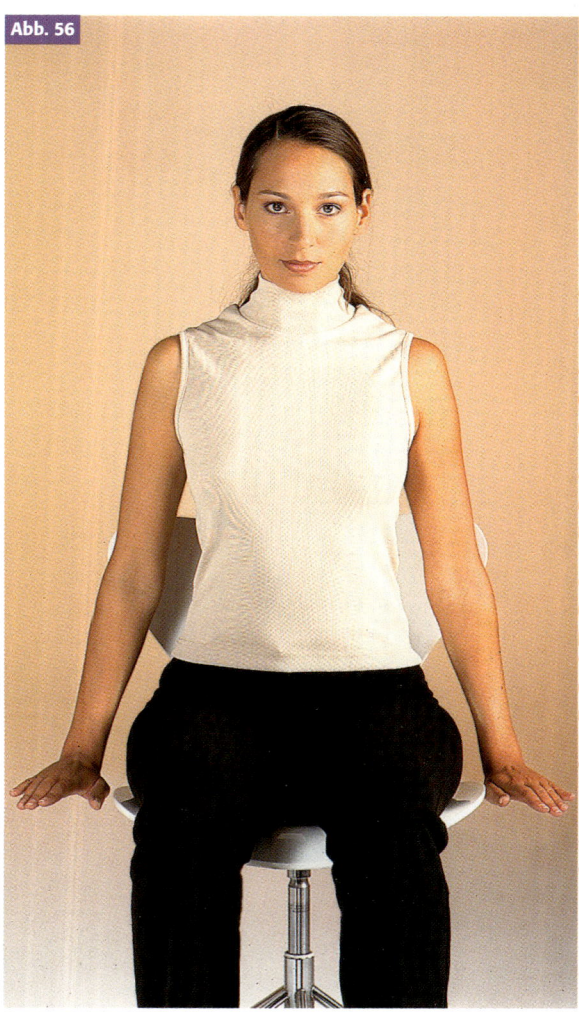

Abb. 56

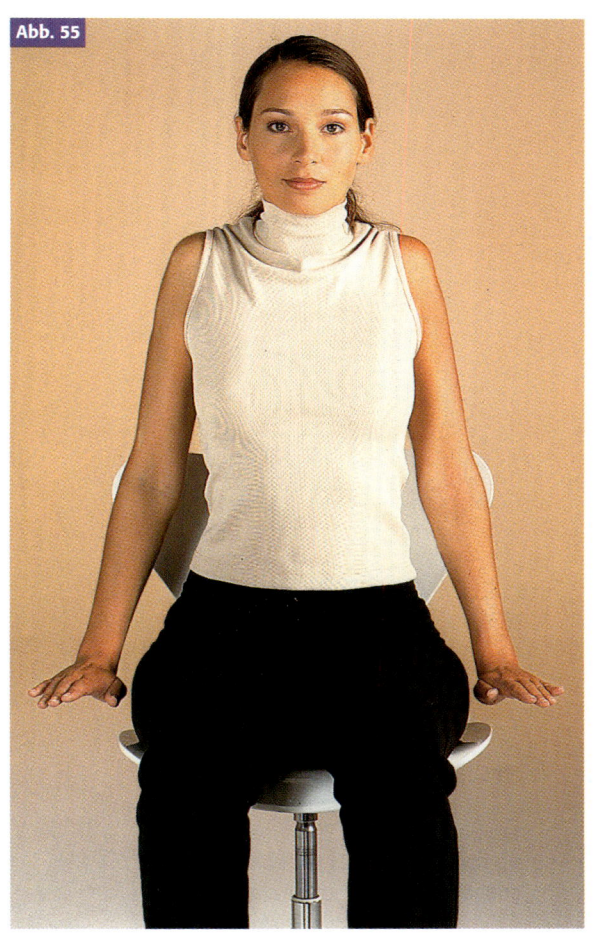

Abb. 55

• Schieben Sie anschließend Ihre Schultern nach unten Richtung Boden (Abb. 56).

• Wiederholen Sie die Auf- und Abbewegung jeweils 10-mal.

Fehlerquelle
Schultern brechen nach vorne oder hinten aus.

Korrektur
Schultern geradlinig nach oben ziehen.

Peitsche

Ziel/Wirkung
Training der inneren Augenmuskeln,
Förderung der Akkommodation.

- Fokussieren Sie bei den Armbewegungen den Daumen .
- Wiederholen Sie diese Bewegung 10-mal.
- Wechseln Sie zur anderen Seite.

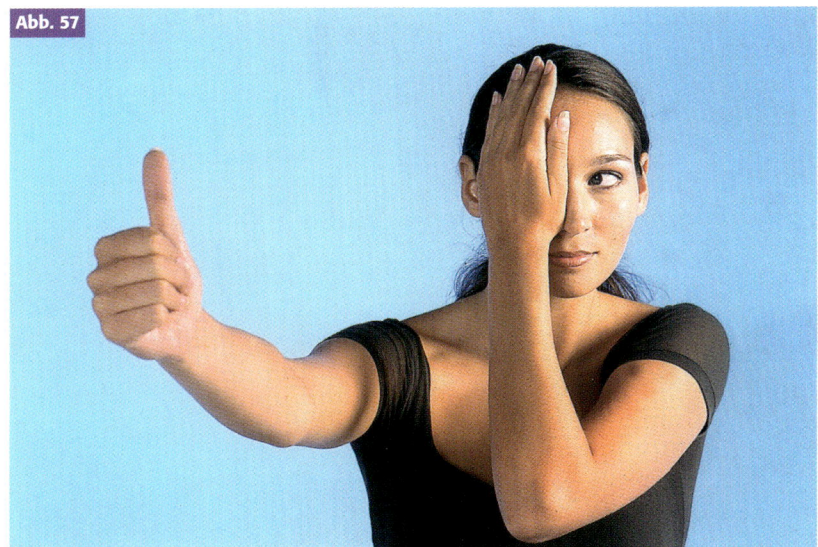

Abb. 57

Ausgangsposition
Aufrechter Sitz oder Stand.
Ausführung
- Decken Sie mit der linken Hand Ihr rechtes Auge ab, lassen Sie aber das rechte Auge unter der Hand geöffnet.
- Strecken Sie Ihren rechten Arm mit nach oben gerichtetem Daumen nach vorne aus und führen Sie ihn so weit nach rechts, dass Sie ihn gerade noch aus dem linken inneren Augenwinkel sehen können, ohne den Kopf zu bewegen (Abb. 57).
- Umwandern Sie nun mit Ihrem Blick den Daumen und bewegen Sie den Daumen dann langsam auf das linke Auge zu (Augennähe ca. 10 Zentimeter, Abb. 58).
- Anschließend führen Sie ihn in einer schnellen, peitschenartigen Bewegung in die Ausgangsposition zurück (Abb. 57).

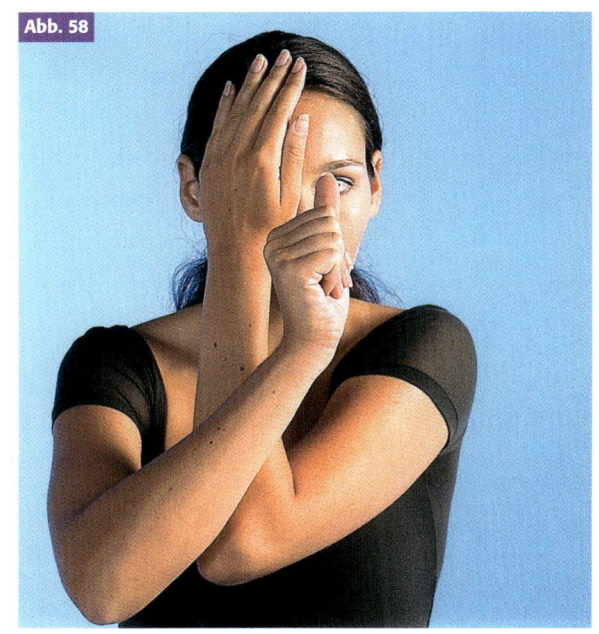

Abb. 58

Mit der Nadel umwandern

Ziel/Wirkung
Schärfung des konzentrierten Sehens.
Ausgangsposition
Aufrechter Sitz oder Stand.
Ausführung
• Heben Sie Ihre Hand und stellen Sie sich vor, Sie halten zwischen Daumen und Zeigefinger eine Nadel (Abb. 59).
• Suchen Sie sich in Ihrer Umgebung nah und fern gelegene Gegenstände aus.
• Blicken Sie diese an und beginnen Sie deren Umrisse mit der Nadel nach-zuzeichnen.

• Verfolgen Sie die Bewegung der Nadel mit Ihrem Blick.
• Üben Sie mindestens 1 Minute lang.

Blickpunkte
• Das Umwandern der verschiedenen Objekte hält Ihre Augen beweglich und verhindert das Starren. Wenn Sie starren, überanstrengen Sie die Augenmuskeln mit der möglichen Folge, dass sie sich nicht mehr ohne Probleme scharf auf die Nähe oder Ferne akkommodieren können.
• Umwandern Sie hin und wieder die Zeichen/Zahlen auf Ihrem Bildschirm.

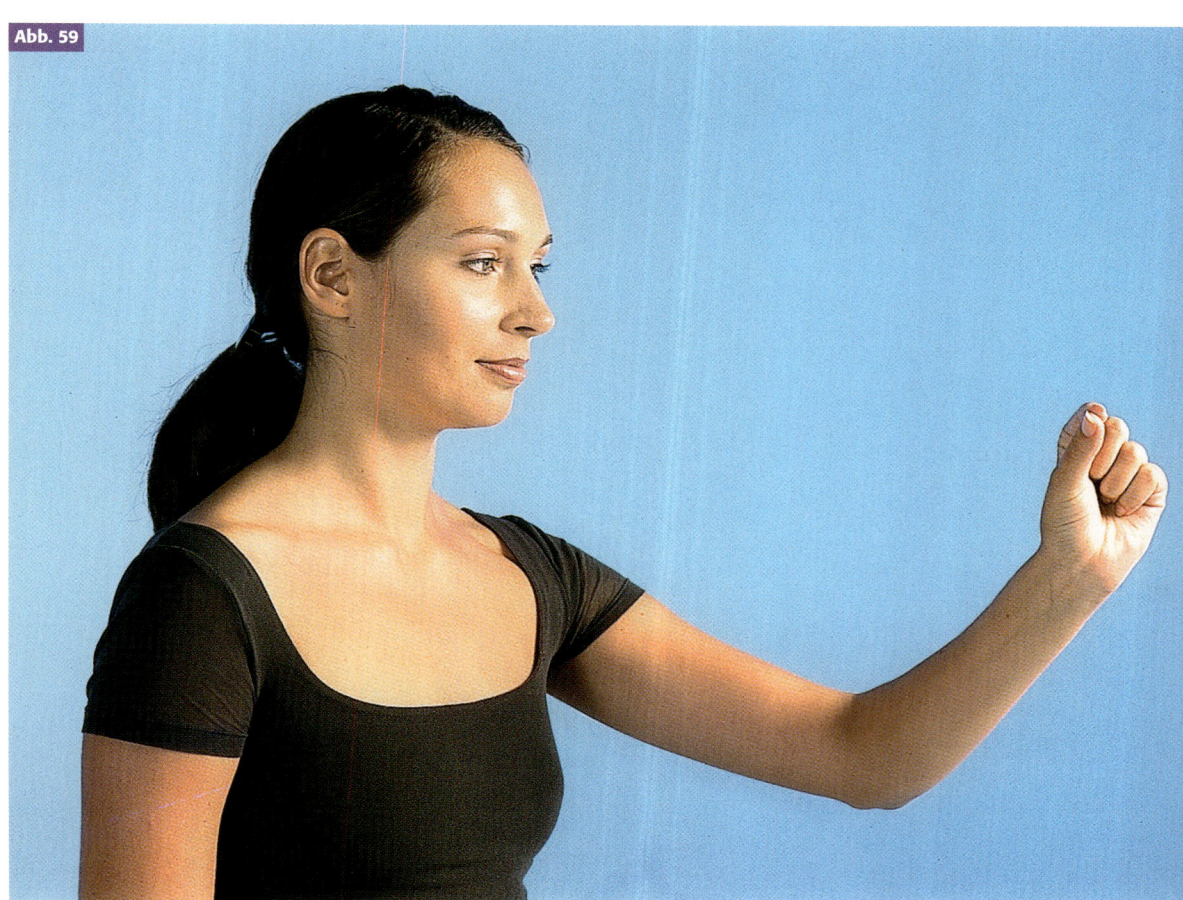

Abb. 59

Augen-Akupressur

Ziel/Wirkung
Augenentspannung und Entspannung der Gesichtsmuskulatur.

Ausgangsposition
Aufrechter Sitz oder Stand.

Ausführung
• Legen Sie Ihre Daumen oberhalb der Nasenwurzel an die Augenbrauen (Abb. 60a + 61).

• Suchen Sie die kleinen Vertiefungen im Schädelknochen und üben Sie einen sanften Druck auf diese Punkte aus.
• Beginnen Sie mit kleinen kreisförmigen Bewegungen, diese Punkte ca. 5 Sekunden lang zu massieren.
• Dosieren Sie den Druck entsprechend Ihrem Wohlbefinden.
• Verfahren Sie mit den weiteren Akupressurpunkten in der gleichen Art und Weise:

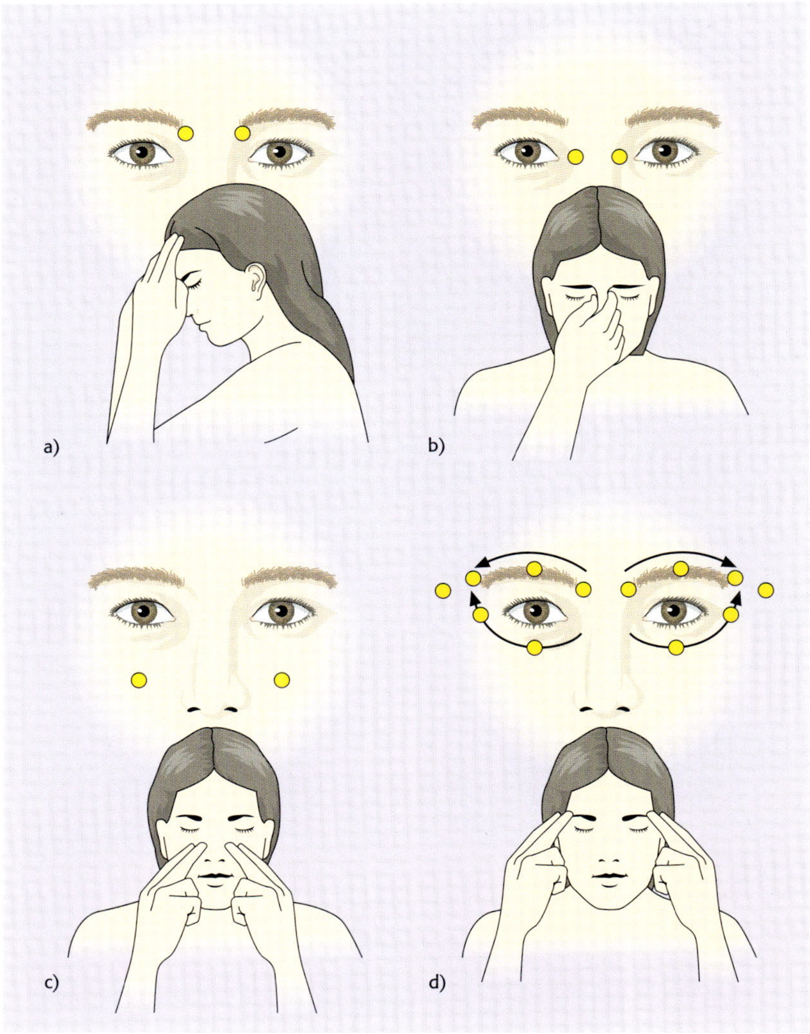

**Abb. 60
Akupressurpunkte**

a)

b)

c)

d)

- Nasenwurzel zwischen Daumen und Zeigefinger (Abb. 60b + 62).
- Wangenpunkte mit Zeige- und Mittelfinger (Abb. 60c + 63).
- Schläfe und untere Augenpunkte mit Zeige- und Mittelfinger (Abb. 60d + 64).
- Obere Augenpunkte mit den Daumen (Abb. 60d).

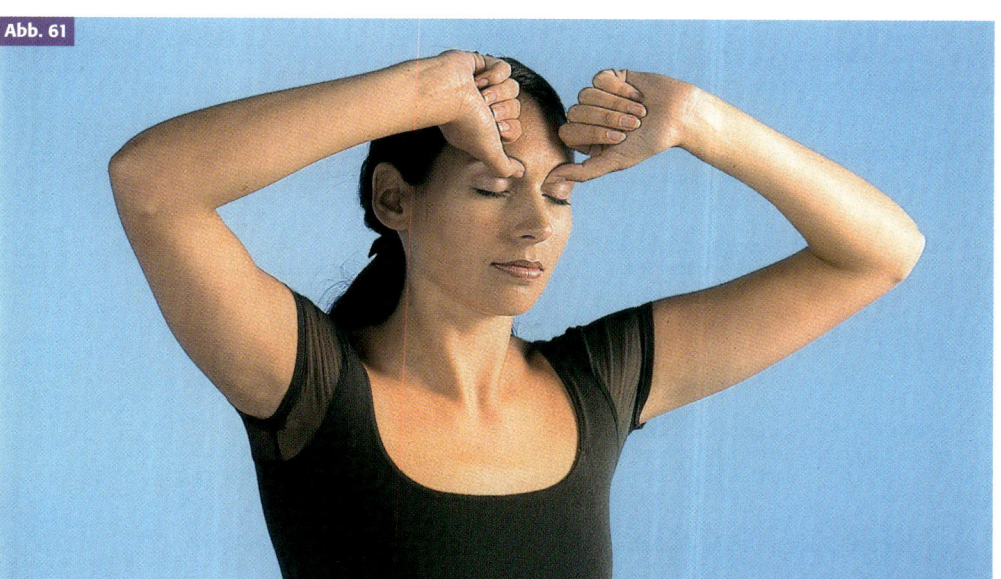

Abb. 61

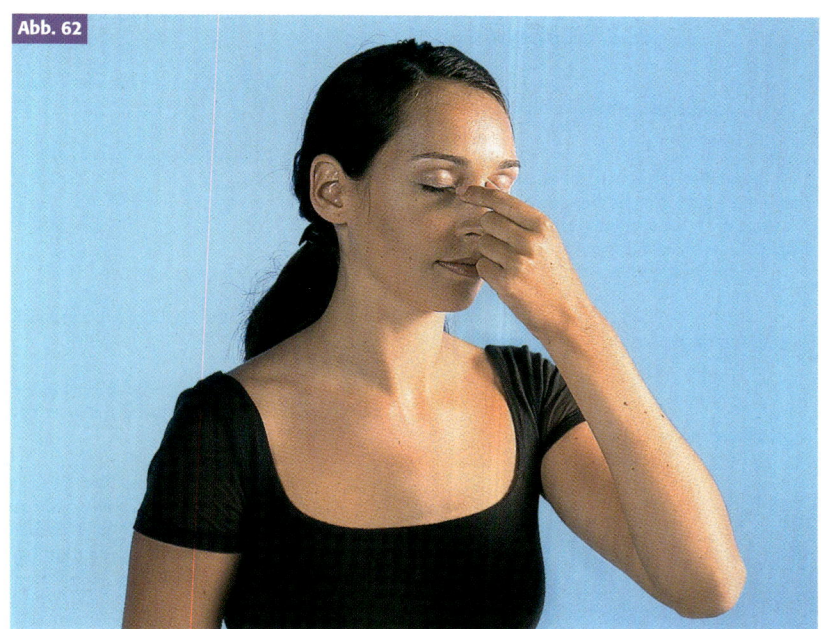

Abb. 62

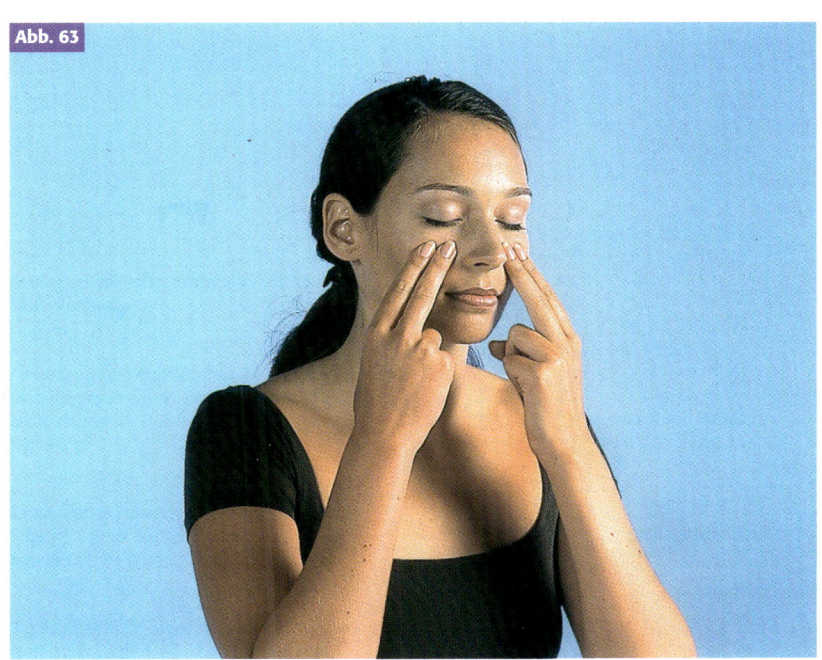

Abb. 63

Abb. 64

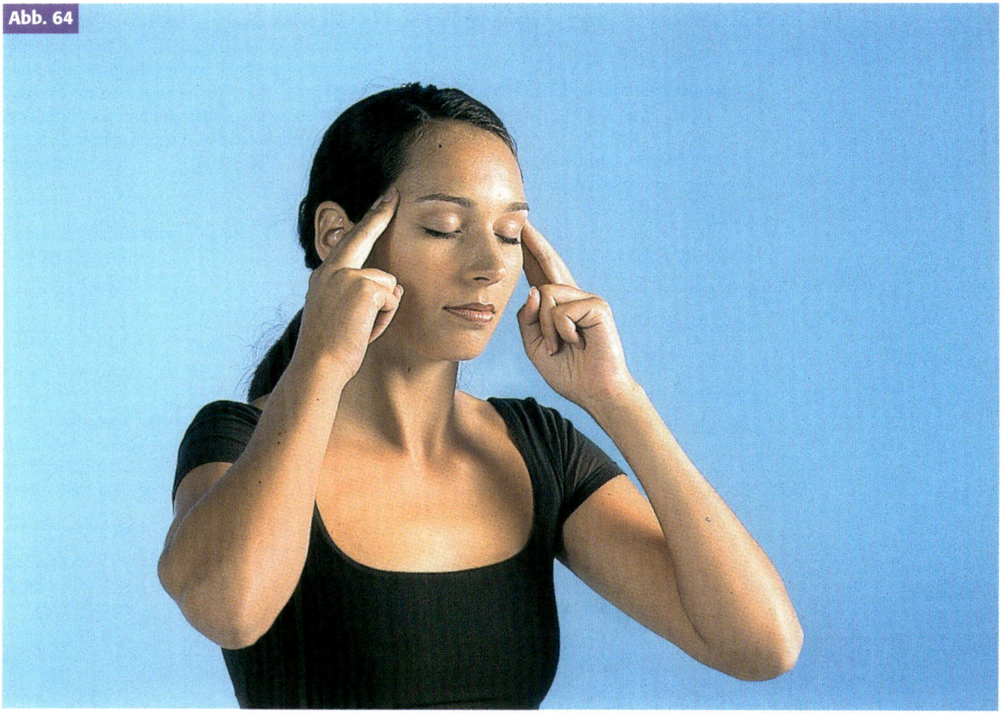

Übungsprogramm 4

Gegenläufiges Armkreisen

Ziel/Wirkung
Lockerung der Muskulatur des Schulter-
gürtels, Steigerung der Koordinationsfähigkeit, Synchronisierung beider
Gehirnhälften.

Ausgangsposition
Aufrechter Stand.

Ausführung
• Strecken Sie beide Arme nach oben
aus (Abb. 65).

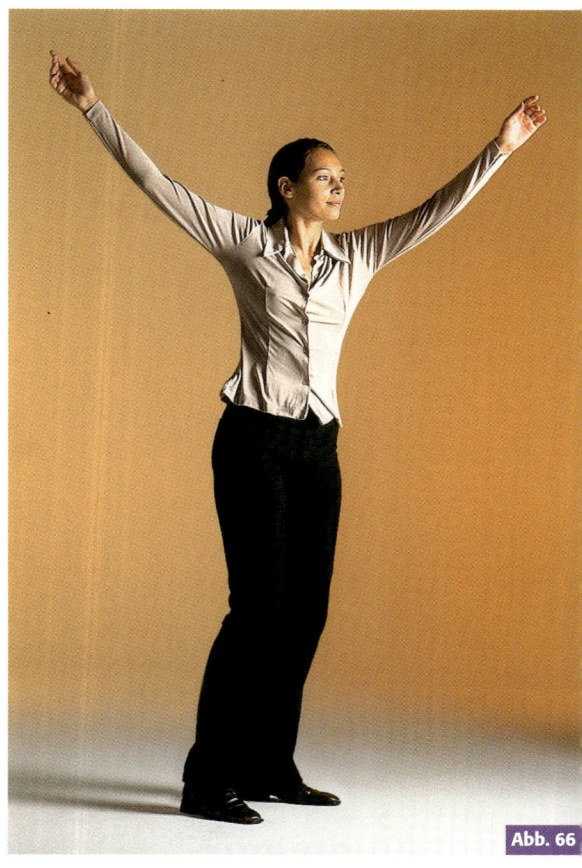

Abb. 66

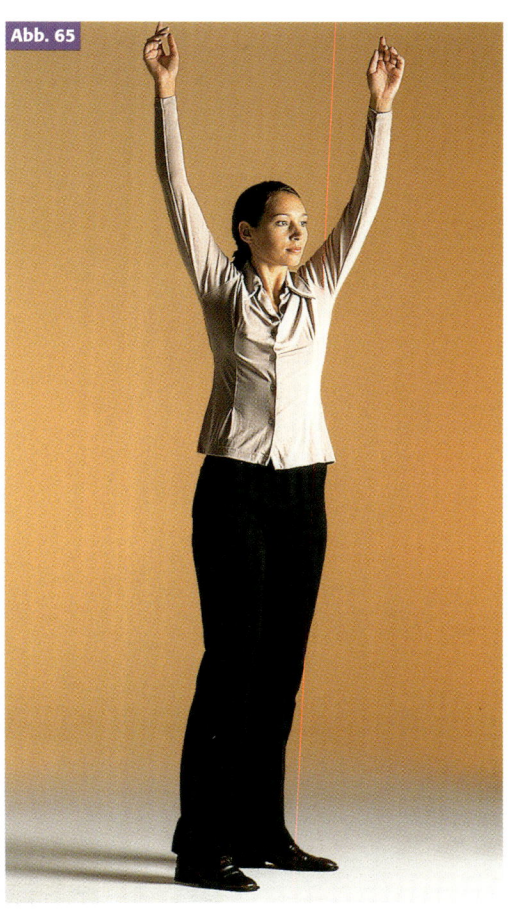

Abb. 65

• Beschreiben Sie mit dem linken
Arm einen Kreis, den Sie nach vorne
beginnen.
• Gleichzeitig beschreiben Sie mit dem
rechten Arm einen Kreis, den Sie nach
hinten beginnen.
• Bei dieser gegenläufigen Bewegung
drehen Sie Ihren Oberkörper leicht nach
rechts auf (Abb. 66).
• Wenn beide Arme sich in Hüfthöhe
befinden, drehen Sie den Oberkörper
leicht nach links und führen die Armbewegungen fließend weiter (Abb. 67).

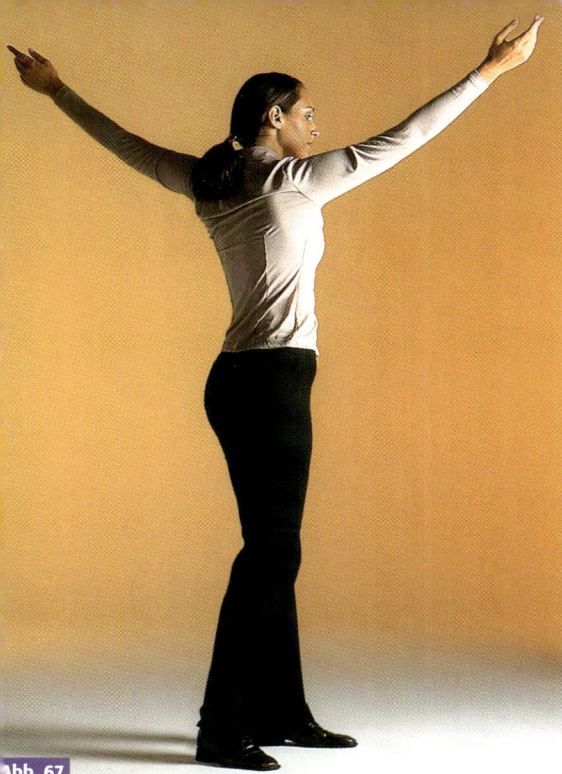

Abb. 67

»Brett vorm Kopf«

Ziel/Wirkung
Stabilisierung der Halswirbelsäule, Aktivierung der Hals- und Nackenmuskulatur.

Ausgangsposition
Aufrechter Sitz.

Ausführung
• Legen Sie eine Hand auf die Stirn, drücken Sie mit der Hand kontrolliert gegen Ihre Stirn und halten Sie mit Ihrem Kopf dagegen (Abb. 68).
• Spüren Sie die Spannung für 10 Sekunden.

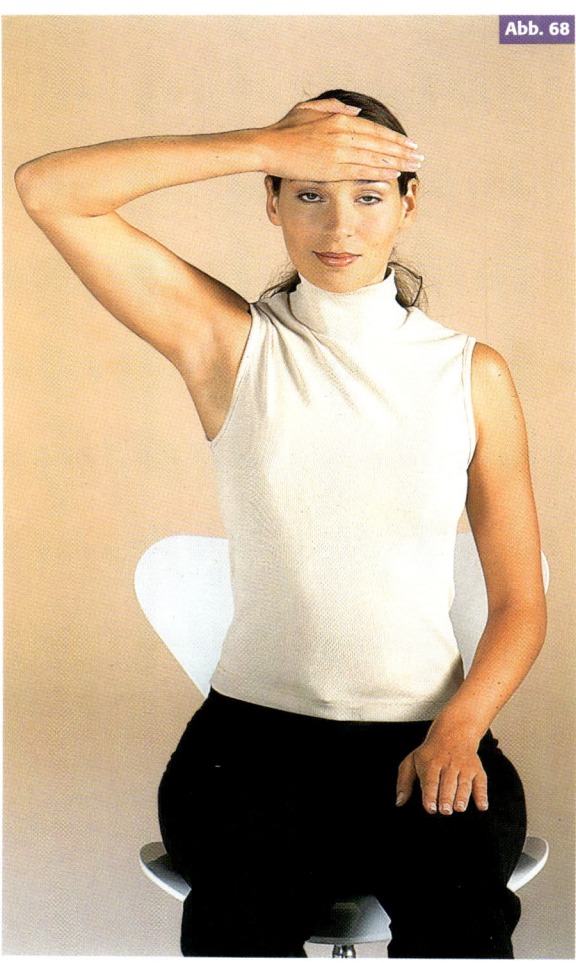

Abb. 68

• Wiederholen Sie diese lockeren Armschwünge 10-mal und wechseln Sie dann die Bewegungsrichtung der Arme.

Fehlerquelle
Kniegelenke durchgedrückt, Körper angespannt.

Korrektur
Folgen Sie mit Ihrem Körper locker der Armbewegung.

Blickpunkte
• Diese Übung braucht zu Beginn etwas Geduld. Lassen Sie sich nicht verunsichern, wenn die Koordination nicht sofort funktioniert.
• Gleichzeitig entgegengesetzte und verschiedene Bewegungen mit unterschiedlichen Körperteilen auszuführen fordert und schult die Koordinationsfähigkeit.

• Wechseln Sie dann die Handposition an Ihren Hinterkopf (Abb. 69).
• Bauen Sie erneut durch Gegendruck Spannung auf und halten Sie diese wieder für 10 Sekunden.

Abb. 69

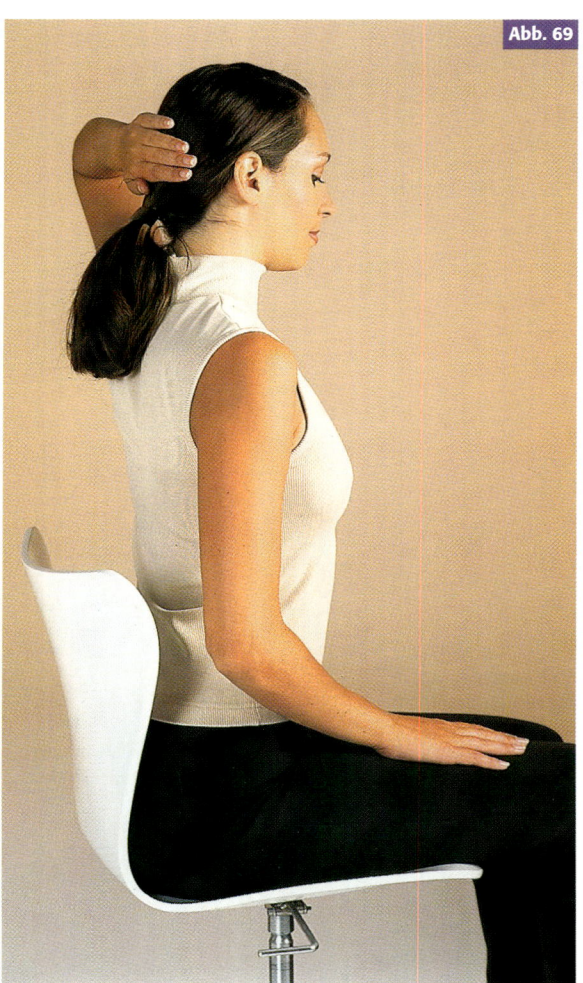

Fehlerquelle
Kopf wandert zur Hand oder weicht dem Druck aus.

Korrektur
Druck vorsichtig dosieren und kontrollieren, so dass Sie eine angenehme Spannung spüren.

Tipp
Beobachten Sie Ihre Kopfstellung im Spiegel.

Abb. 70

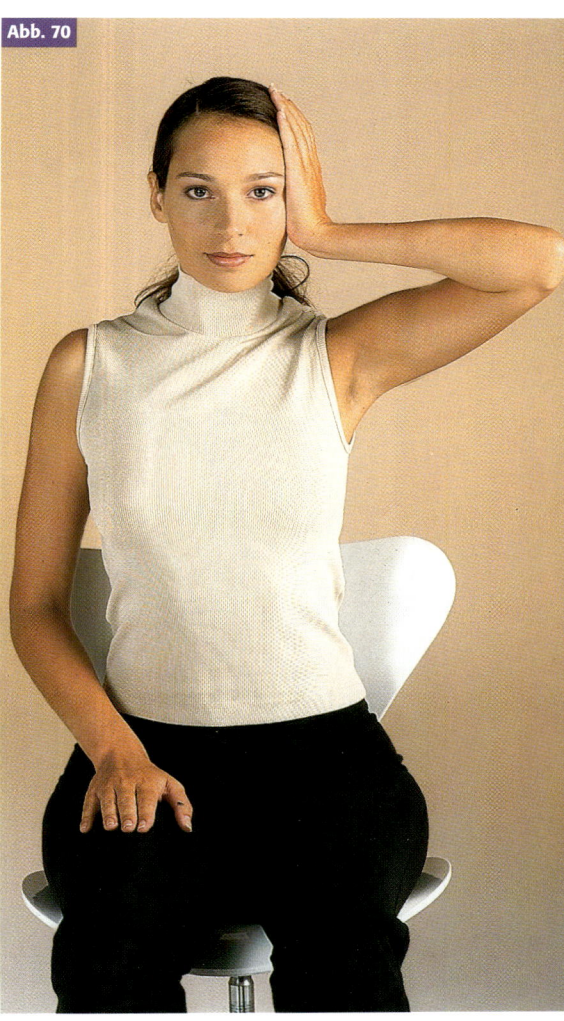

• Legen Sie anschließend Ihre linke Hand an Ihre linke Schläfe (Abb. 70) und spannen Sie sanft Ihre seitliche Halsmuskulatur für 10 Sekunden an.
• Verfahren Sie ebenso auf der rechten Seite (Abb. 71).
• Wiederholen Sie den Kreislauf dreimal.

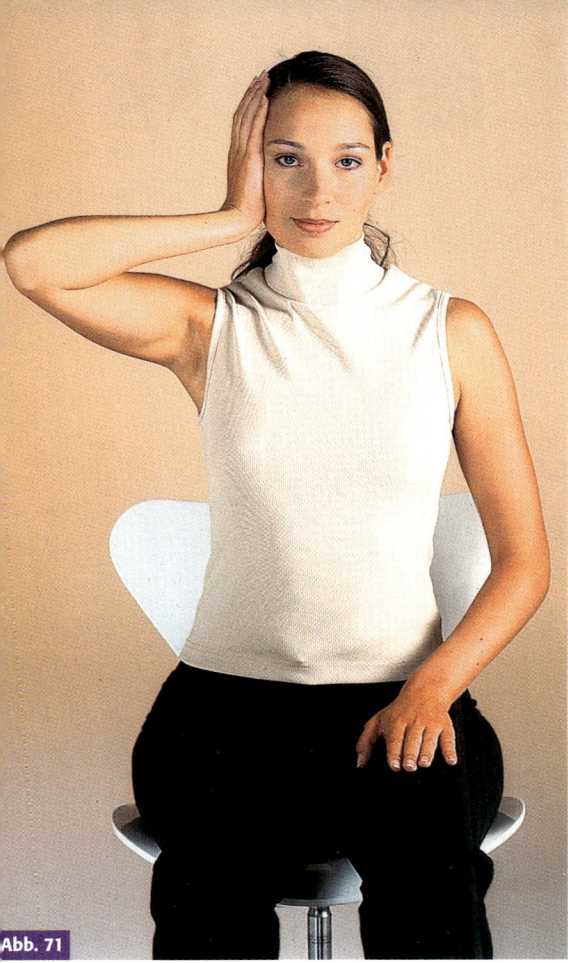

Abb. 71

- Neigen Sie Ihr linkes Ohr sanft in Richtung linke Schulter (lassen Sie dabei Ihre Schulter bewusst unten).
- Blicken Sie durch eine leichte Kopfdrehung auf Ihre rechte Hand, behalten Sie dabei aber die vorherige Einstellung bei (Abb. 72).
- Spüren Sie die auftretende Dehnung in Ihrer rechten Halsmuskulatur.
- Wenn Sie wollen, verstärken Sie die Dehnung, indem Sie Ihren rechten Arm behutsam Richtung Boden schieben.
- Halten Sie die Dehnung für mindestens 20 Sekunden.
- Lösen Sie langsam die Spannung und lockern Sie dann den Arm.

Abb. 72

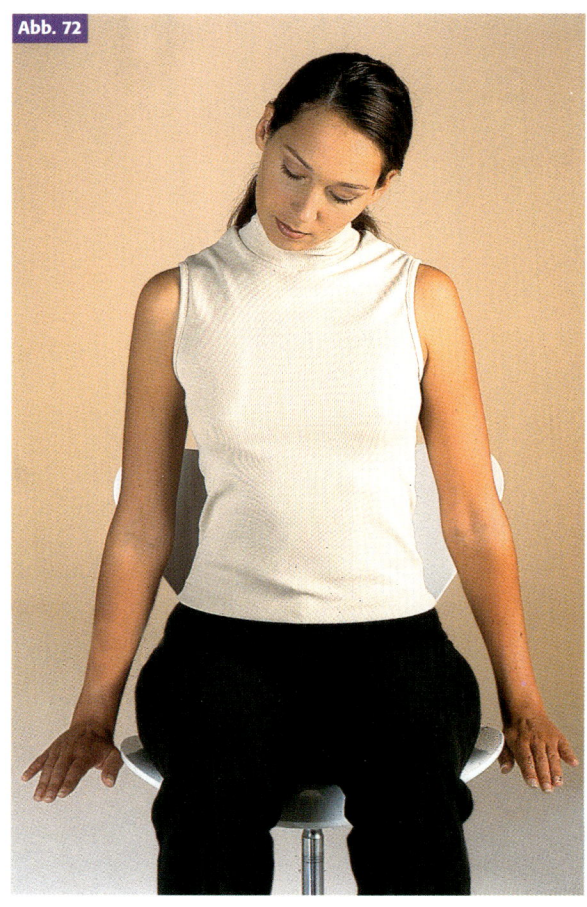

Schon einen schiefen Blick riskiert?

Ziel/Wirkung
Dehnung der Hals- und Nackenmuskulatur.

Ausgangsposition
Aufrechter Sitz oder Stand.

Ausführung
- Lassen Sie Ihre Arme locker neben Ihrem Körper hängen und ziehen Sie dabei Ihre Handrücken in Richtung Unterarme.
- Ziehen Sie Ihr Kinn zurück (Vorstellung: Ich mache ein Doppelkinn).

- Ziehen Sie erneut Ihr Kinn zurück.
- Neigen Sie nun Ihr linkes Ohr Richtung linke Schulter.
- Blicken Sie nun auf Ihre linke Hand (die Kopfstellung verändert sich, Abb. 73).
- Spüren Sie die auftretende Dehnung in Ihrer rechten Halsmuskulatur (anderer Anteil!).
- Wenn Sie wollen, verstärken Sie die Dehnung, indem Sie Ihren rechten Arm Richtung Boden schieben.

- Halten Sie die Dehnung für mindestens 20 Sekunden.
- Lösen Sie erneut langsam die Spannung und lockern Sie den Arm.
- Schließen Sie Ihre Augen und spüren Sie in die rechte Hals- und Schulterpartie hinein: Fühlt sie sich anders an als die andere Seite: tiefer, leichter, schwerer, wärmer?
- Dehnen Sie die linke Hals- und Schulterpartie entsprechend der Anleitung.

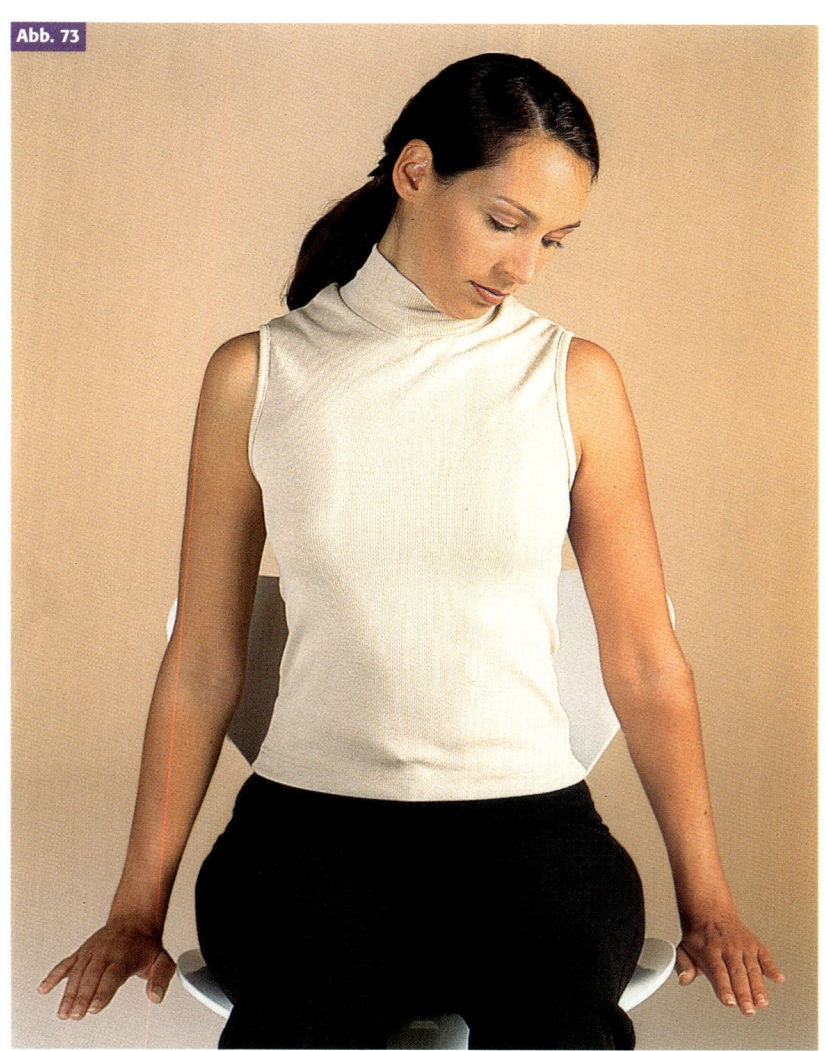

Abb. 73

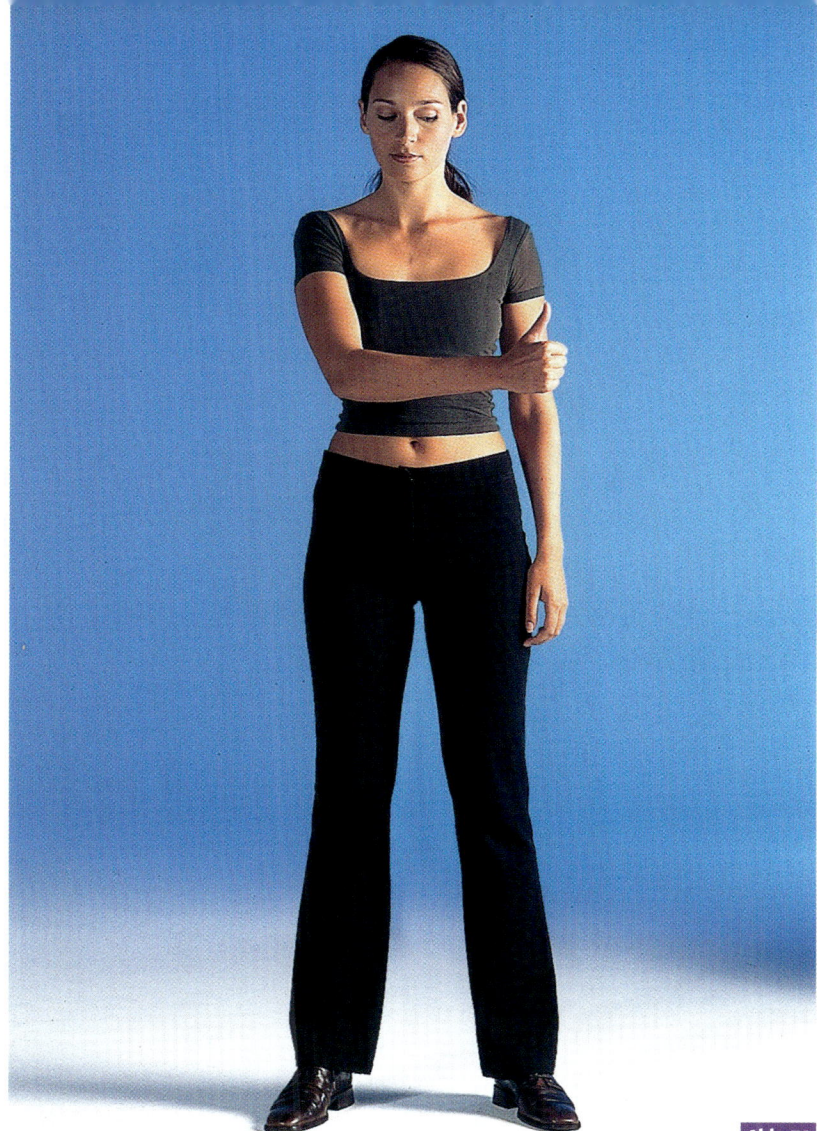

Liegende Acht

Ziel/Wirkung
Synchronisierung beider Gehirnhälften.
Ausgangsposition
Aufrechter Stand.
Ausführung
• Halten Sie einen Arm mit nach oben gerichtetem Daumen locker vor Ihrem Körper.

• Beschreiben Sie mit dem Arm liegende Achten.
• Verfolgen Sie die Bewegung Ihres Daumens mit Ihrem Blick (Abb. 74).
• Variieren Sie die Größe der Achten und gehen Sie leicht mit Ihrem Körper bei der Bewegung mit.
• Beschreiben Sie mindestens 10 Achten mit dem Arm und führen Sie dann die Übung mit dem anderen Arm durch.

Variante

Nehmen Sie beide Arme gleichzeitig
(Abb. 75–76).

Abb. 75

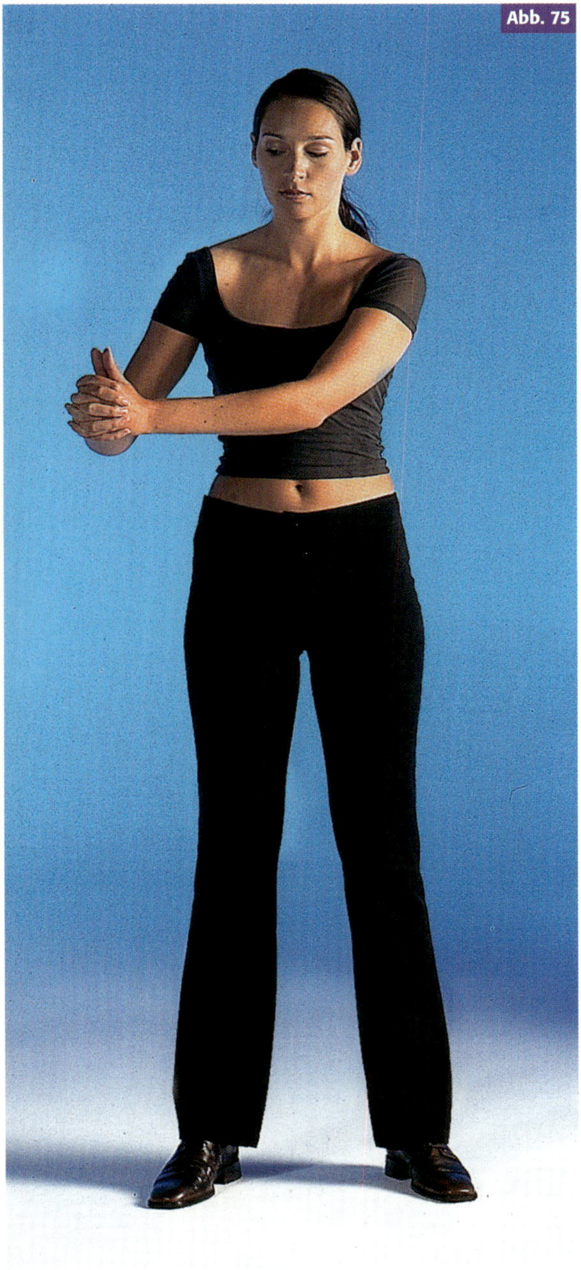

Abb. 76

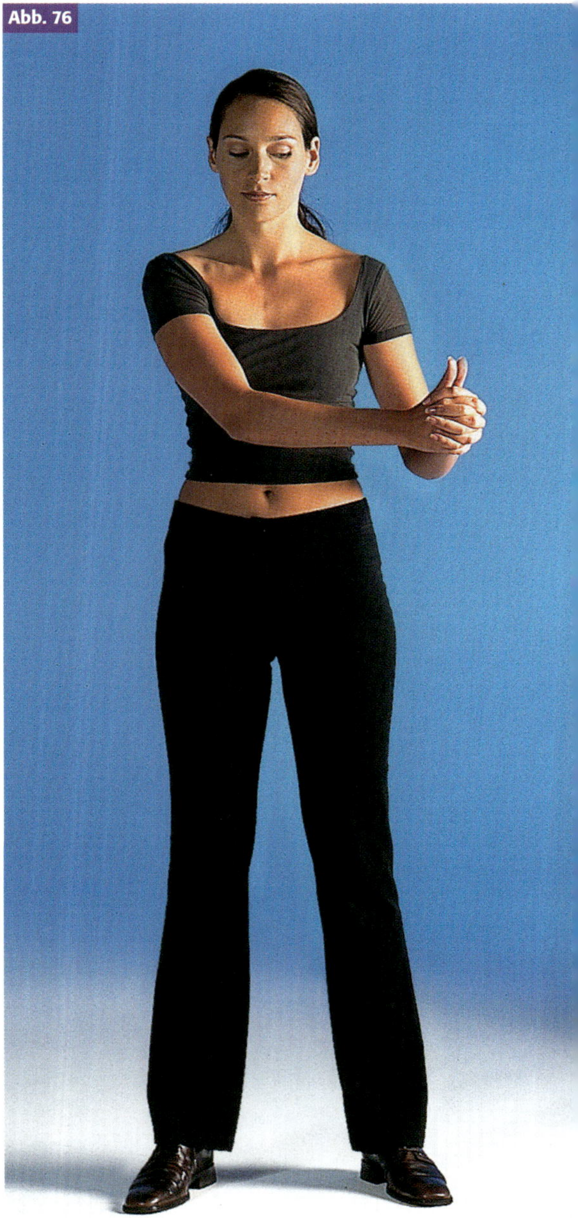

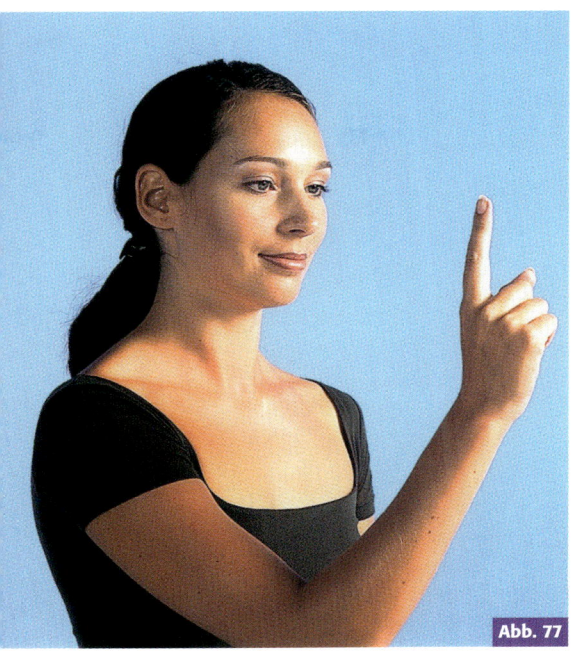

Abb. 77

Fingertor

Ziel/Wirkung
Fusionsübung, Verbesserung der räumlichen Wahrnehmung

Ausgangsposition
Aufrechter Sitz oder Stand.

Ausführung
• Halten Sie Ihren ausgestreckten Zeigefinger ca. 30 Zentimeter vor Ihr Gesicht.
• Richten Sie Ihren Blick auf den Zeigefinger (Abb. 77).
• Schließen Sie kurzzeitig jeweils eines Ihrer Augen und beobachten Sie die veränderte Raumposition Ihres Fingers.
• Öffnen Sie wieder beide Augen und schauen Sie auf Ihren Finger.
• Strecken Sie nun den anderen Arm aus und halten Sie den ausgestreckten Zeigefinger in einer Linie hinter den anderen (Abb. 78).

Abb. 78

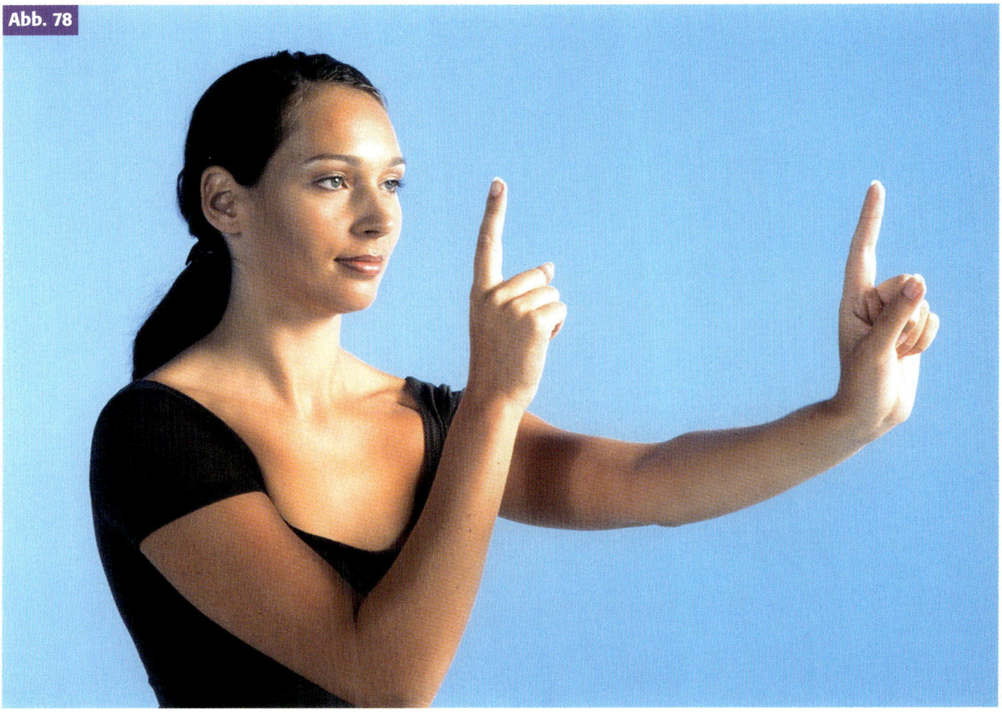

• Lassen Sie Ihren Blick auf den vorderen Finger gerichtet und beobachten Sie, wie Sie nach kurzer Zeit hinten zwei Finger wahrnehmen können (Abb. 80a).
• Wechseln Sie Ihren Blick anschließend auf den hinteren Finger und nehmen Sie wahr, wie vorne zwei Finger auftauchen (Abb. 80b).
• Springen Sie mit Ihrem Blick 5–6-mal zwischen den Fingern hin und her.
• Blicken Sie abschließend auf einen Punkt, der hinter beiden Fingern liegt, und beobachten Sie, wie vier Finger zwei ineinanderstehende Tore bilden (Abb. 79 + 80c).

Blickpunkt
Fusionsübungen sind für das optische System anstrengend. Merken Sie, dass Sie sich während des Übens verkrampfen oder Ihre Augen müde werden, entspannen Sie sich mit dem »Palmieren« (siehe S. 42).

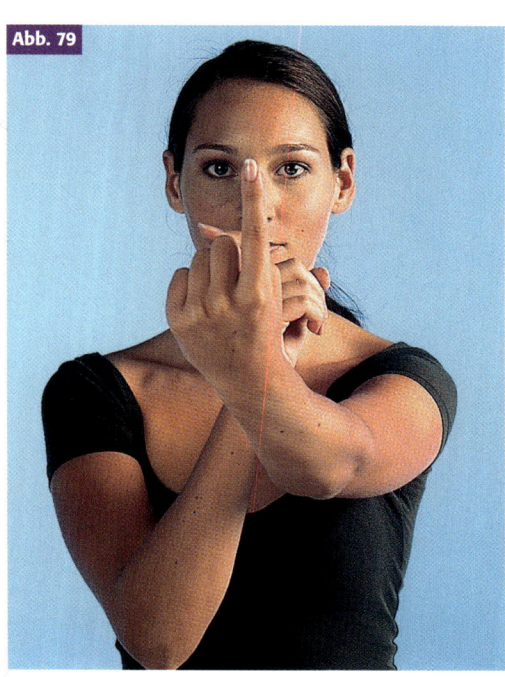

Abb. 79

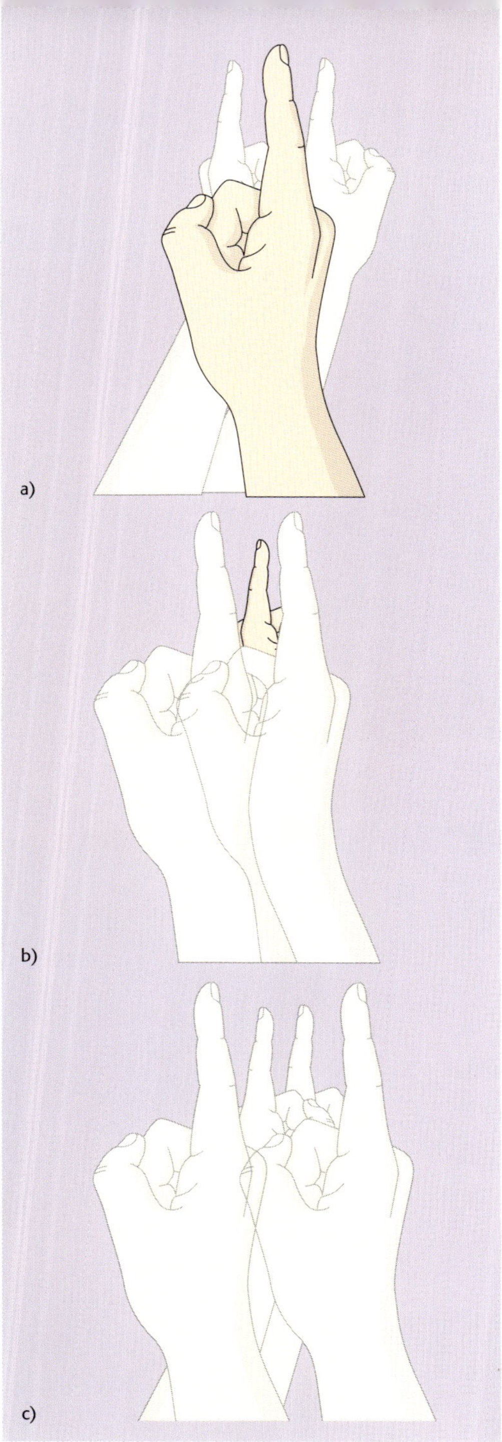

a)

b)

c)

Abb. 80 Fingertor (Fusionsübung)

Eigenmassage

Ziel/Wirkung
Entspannung und Durchblutungsförderung der Kopf-, Hals- und Nackenmuskulatur.

Ausgangsposition
Aufrechter Sitz oder Stand.

Ausführung
• Legen Sie Ihre Fingerkuppen auf Ihren Hinterkopf (Abb. 81).

• Beginnen Sie, mit leichtem Druck und herzwärts gerichteten kreisenden Bewegungen Ihre Kopfhaut zu massieren.
• Nehmen Sie sich mindestens 1 Minute Zeit für die Massage.
• Platzieren Sie Ihre Fingerkuppen anschließend rechts und links Ihrer Halswirbelsäule (Abb. 82).
• Neigen Sie Ihren Kopf leicht zurück und kneten Sie die Nackenmuskeln sanft durch.

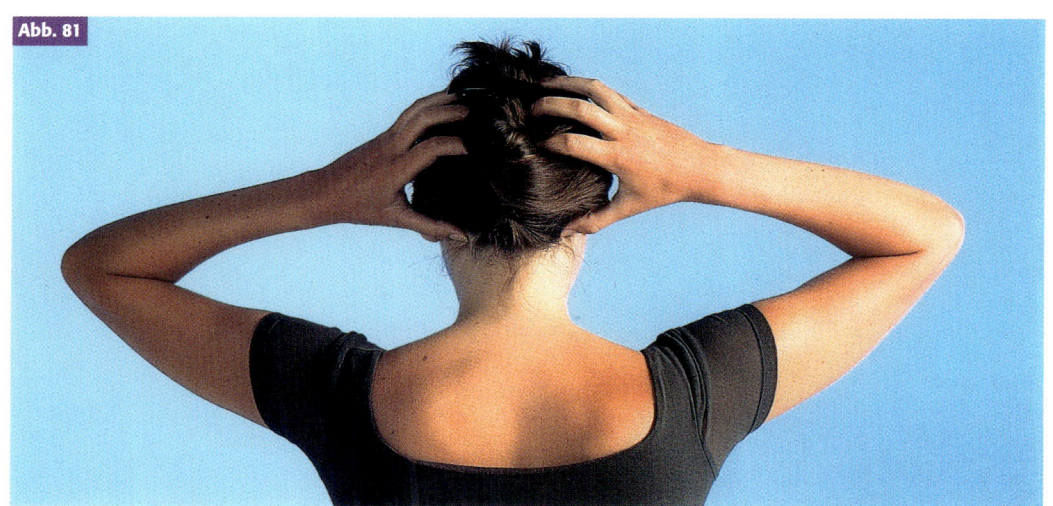

Abb. 81

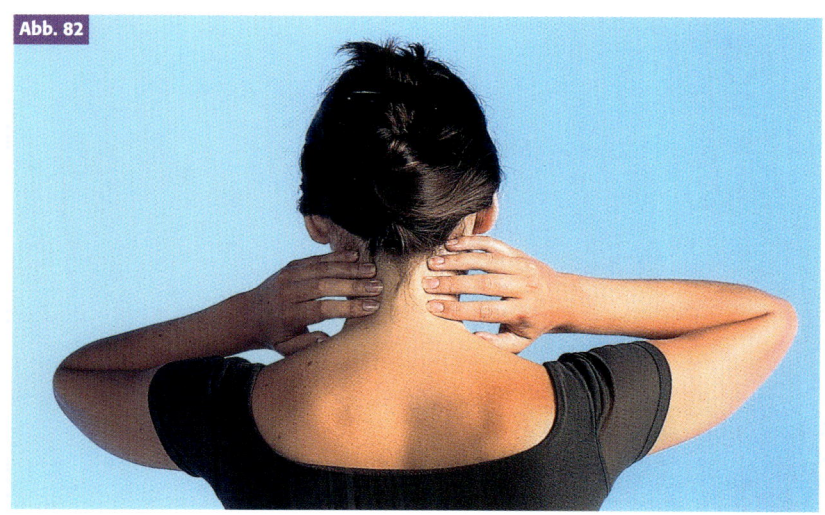

Abb. 82

• Nehmen Sie sich mindestens 1 Minute Zeit für die Massage.
• Greifen Sie abschließend mit der linken Hand an Ihre rechte Schultergürtelmuskulatur (Abb. 83).

• Massieren, kneten und streichen Sie diese mindestens 1 Minute lang kräftig durch.
• Wechseln Sie anschließend die Seite und verwöhnen Sie sich auch hier!

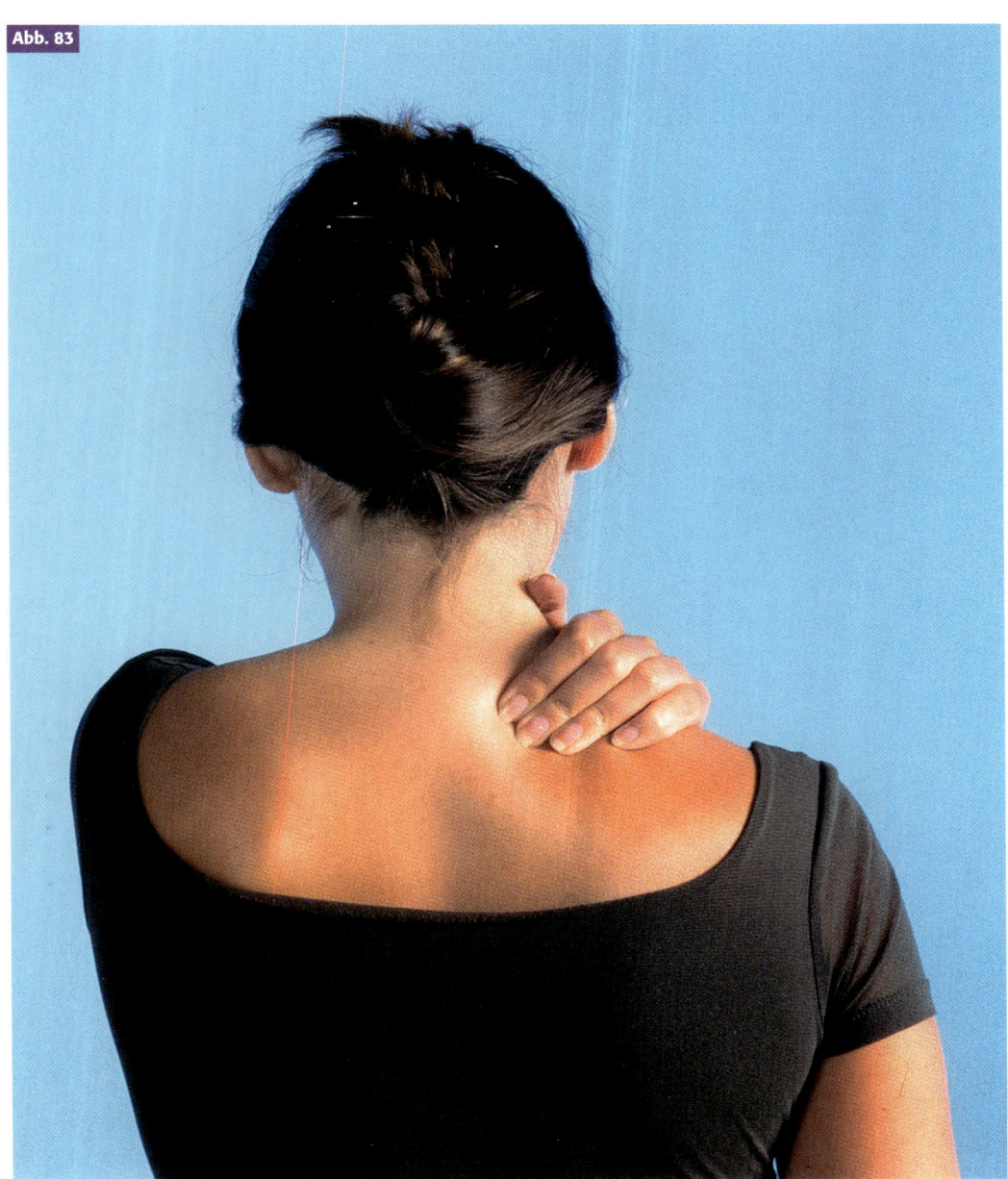

Abb. 83

Übungsprogramm 5

Großer Pendel

Ziel/Wirkung
Lockerung der Schultergürtelmuskulatur, Aktivierung des Herz-Kreislauf-Systems.

Ausgangsposition
Stand neben einem Tisch.

Ausführung
• Stellen Sie sich in Schrittstellung neben einen Tisch und stützen Sie sich mit der rechten Hand auf der Tischplatte ab, richten Sie dabei Ihren Blick nach vorne, der Kopf ist in Verlängerung der Wirbelsäule (Abb. 84).

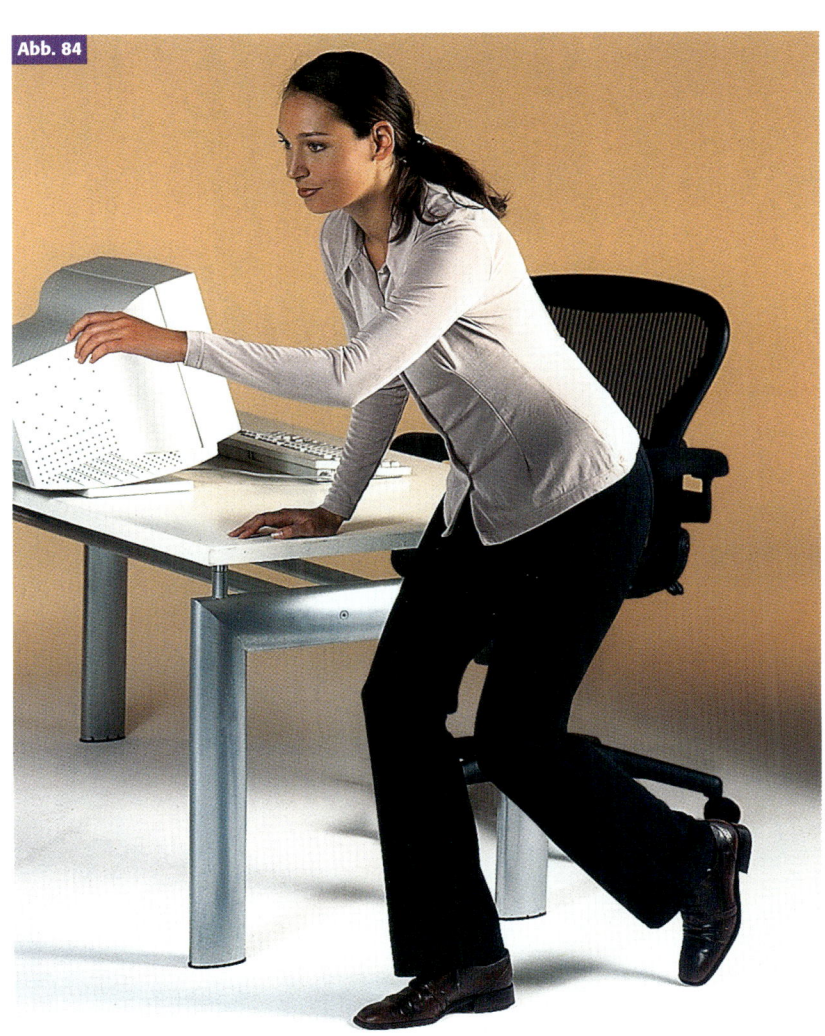

Abb. 84

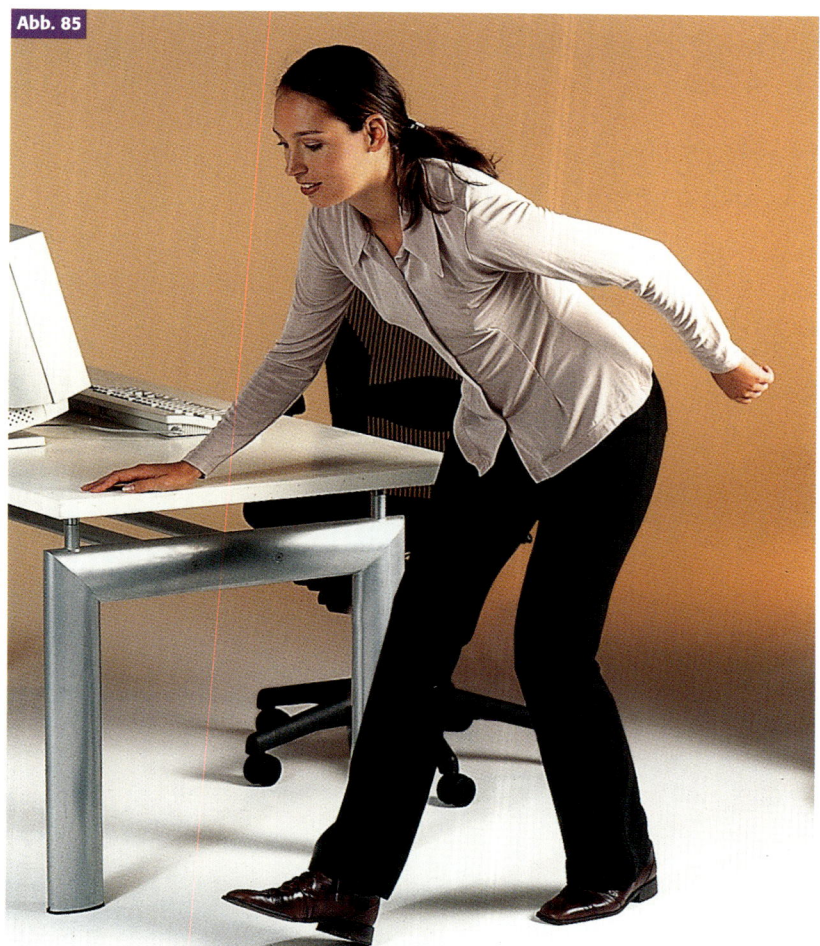

Abb. 85

- Beugen Sie beide Kniegelenke und beginnen Sie Ihr Gewicht abwechselnd vom vorderen auf das hintere Bein zu verlagern, dabei hebt sich bei der Vorwärtsbewegung die Ferse des hinteren Beines ab und bei der Gewichtsverlagerung auf das hintere Bein die Fußspitze des vorderen Beines (Abb. 85).
- Lassen Sie bei der Bewegung Ihren linken Arm locker mitschwingen.
- Wiederholen Sie die Pendelbewegung 10-mal.
- Wechseln Sie die Seite.

Fehlerquelle
Arm wird angespannt geführt.

Korrektur
Arm locker mitschwingen lassen.

Blickpunkt
Entspannen Sie Geist und Körper, indem Sie ab und zu sämtlichen Ballast, der auf Ihren Schultern liegt, abwerfen. Schütteln Sie dazu Ihre Schultern, Arme und Hände kräftig aus.

Haltung aufbauen

Ziel/Wirkung
Kräftigung der Brust- und Schultergürtelmuskulatur.

Ausgangsposition
Aufrechter Sitz auf vorderem Stuhldrittel.

Ausführung
• Legen Sie Ihre Unterarme entspannt
auf der Tischplatte ab.
• Nehmen Sie die Tastatur Ihres PC
zwischen Ihre Hände, die Sie auf der
Tischplatte liegen lassen (Abb. 86).

• Drücken Sie mit beiden Händen
gleichzeitig kräftig seitlich gegen die
Tastatur.
• Halten Sie die Spannung für mindestens 10 Sekunden.
• Lösen Sie die Hände und verhaken
Sie die Finger in Brusthöhe (Abb. 87).
• Halten Sie die Verbindung und versuchen Sie die Finger auseinanderzu-
ziehen.
• 10 Sekunden anspannen.
• Wiederholen Sie beide Übungen abwechselnd jeweils 3-mal.

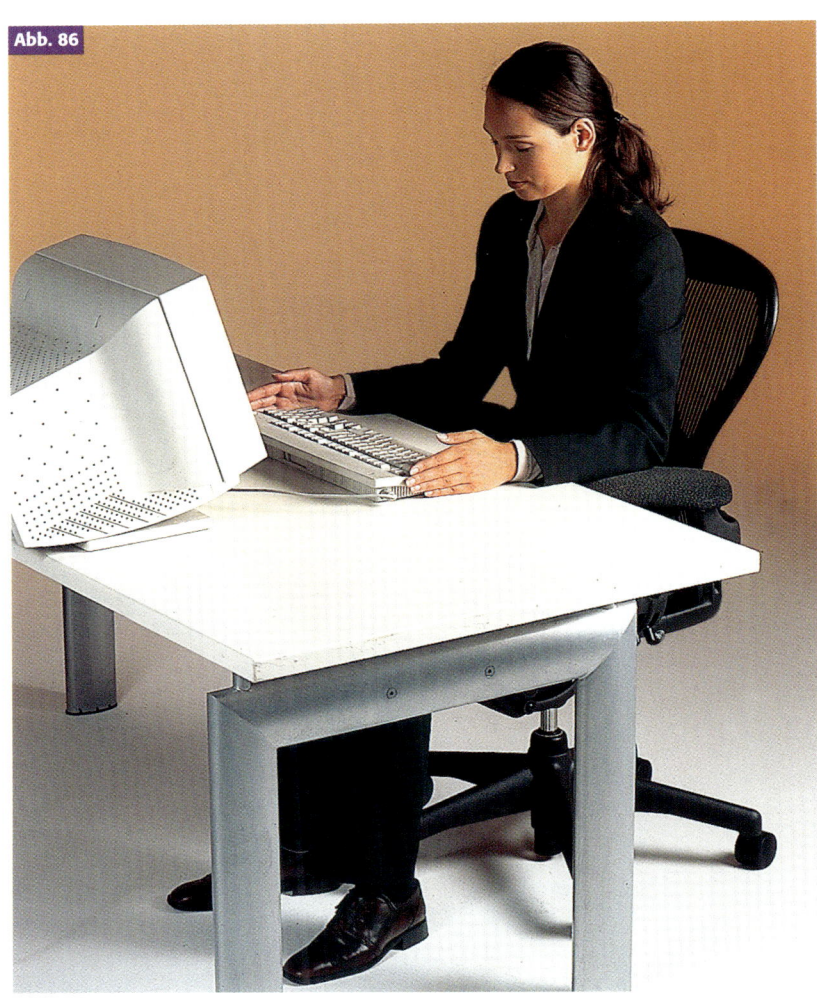

Abb. 86

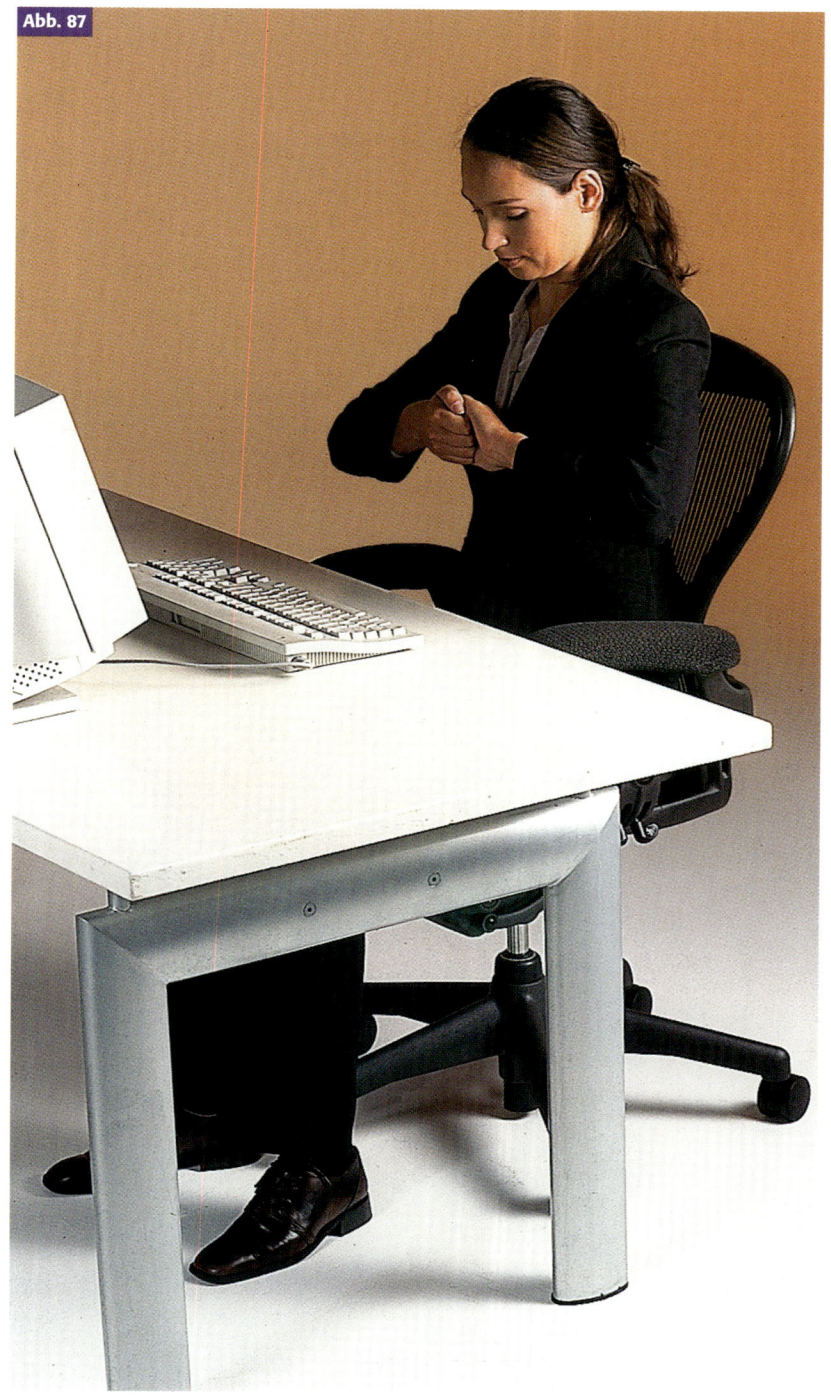

Abb. 87

Flügelschlagen

Ziel/Wirkung
Lockerung und Entspannung der Schultergürtelmuskulatur.

Ausgangsposition
Aufrechter Sitz.

Ausführung
• Beugen Sie Ihre Arme in den Ellbogengelenken auf 90 Grad und bilden Sie mit den Händen Fäuste (Abb. 88).
• Ziehen Sie Ihre Schultern gerade nach oben in Richtung Ohrläppchen (Abb. 89).
• Senken Sie die Schultern so weit es geht in Richtung Boden (Abb. 90).

Abb. 88

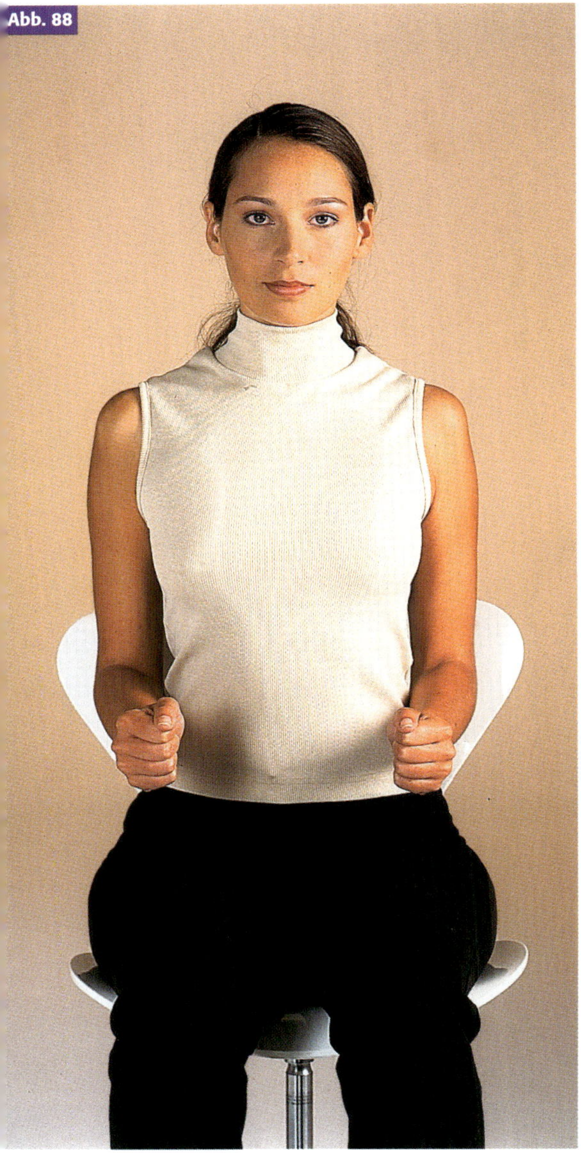

Abb. 89

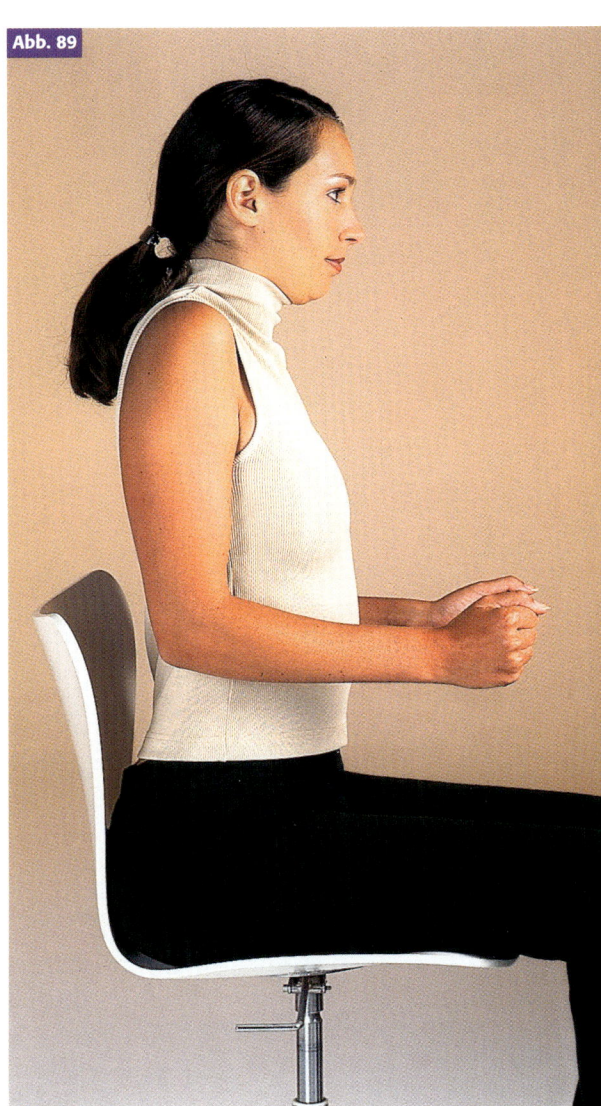

• Lassen Sie die Schultern bewusst gesenkt und heben Sie die Ellbogen bis kurz unter Schulterhöhe an (Abb. 91).
• Senken Sie Ellbogen und beginnen Sie von vorne (Abb. 88).
• Wiederholen Sie die gesamte Bewegung 10-mal.

Fehlerquelle
Schultern gehen beim Heben des Ellbogens mit.

Korrektur
Üben Sie die ersten Male vor dem Spiegel und beobachten Sie, wie Sie es »richtig« machen.

Blickpunkt
Atmen Sie beim Hochziehen der Schultern ein und beim Hinunterschieben aus. Die Ellbogen heben Sie mit dem Einatmen und senken sie mit dem Ausatmen.

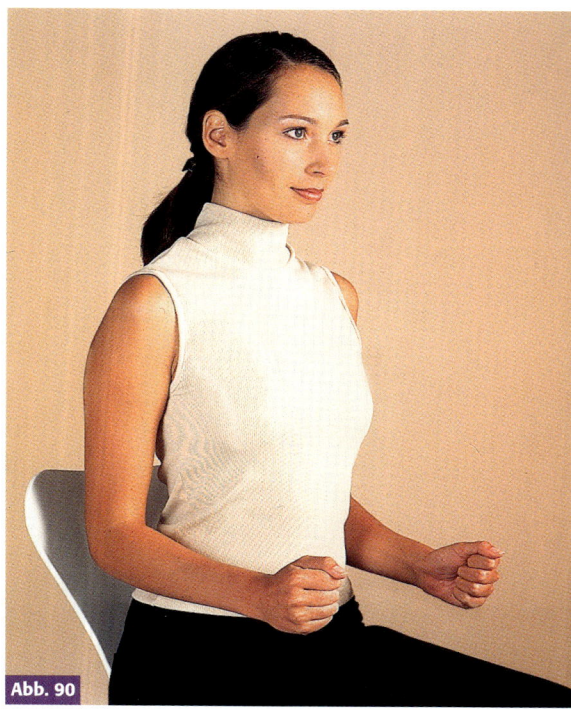

Abb. 90

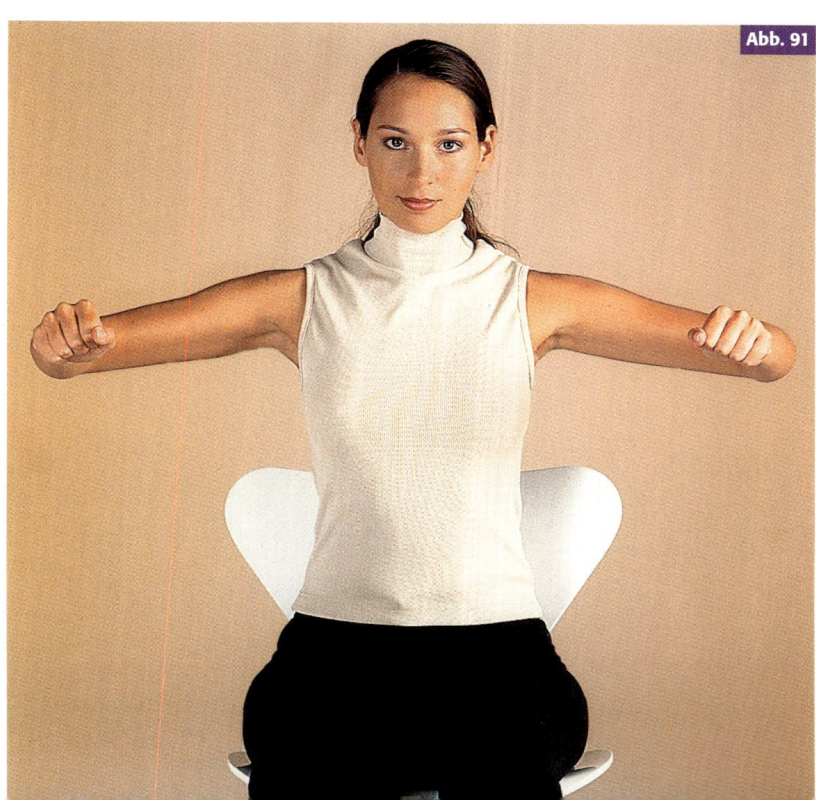

Abb. 91

Baum im Wind

Ziel/Wirkung
Körperwahrnehmung und Entspannung.

Ausgangsposition
Aufrechter Stand.

Ausführung
• Schließen Sie die Augen.
• Stellen Sie sich vor, Sie sind ein großer wunderschöner Baum.
• Sie stehen auf einer weiten grünen Wiese und Ihre Wurzeln/Füße sind fest im Boden verankert.
• Sie spüren aufkommenden Wind und geben mit sanftem Schwingen dem Druck nach (Abb. 92–93).

• Die Windrichtungen ändern sich ständig und Sie folgen mit Ihren Bewegungen.
• Genießen Sie das sanfte Pendeln für mindestens 3 Minuten.
• Beenden Sie die Übung, indem Sie sich strecken und herzhaft gähnen.

Blickpunkt
Suchen Sie im Laufe des Tages immer wieder bewusst den Kontakt Ihrer Füße zum Boden und nehmen Sie ihn ganz in sich auf. Gönnen Sie sich eine tiefe und fließende Atmung und spüren Sie, wie Sie sich zentrieren.

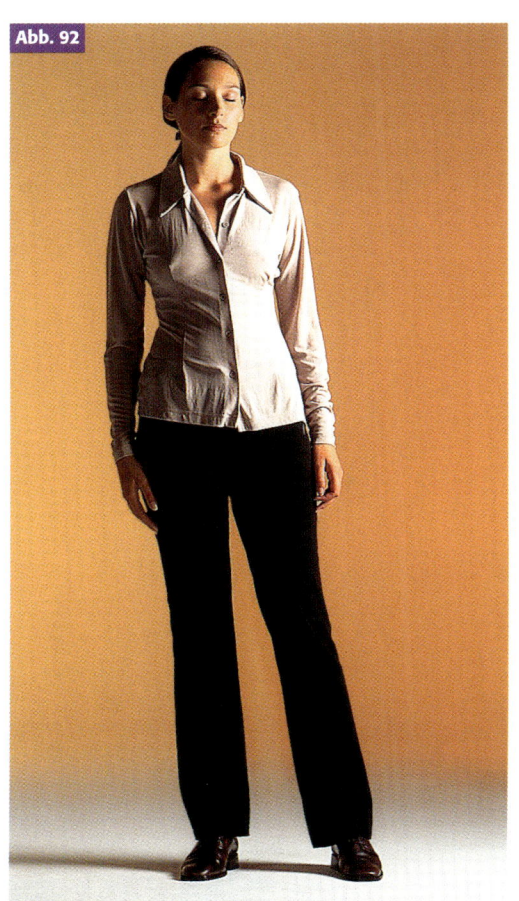

Abb. 92

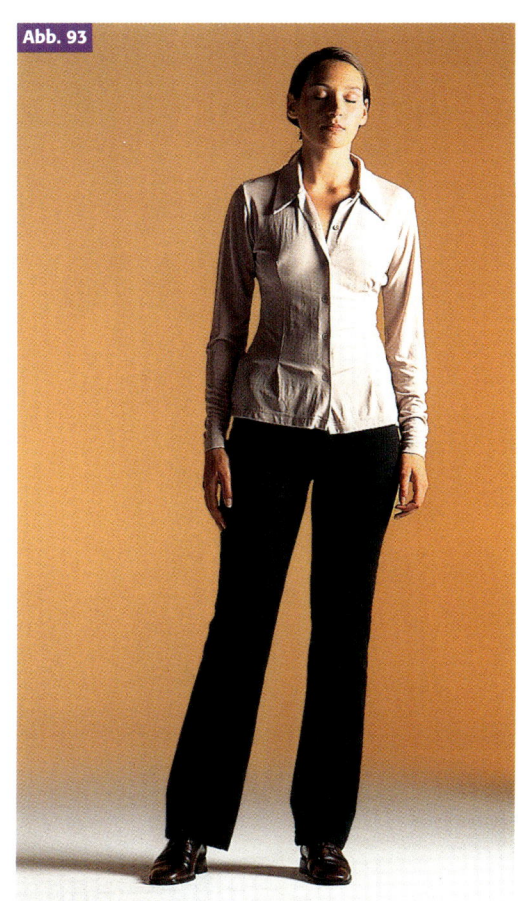

Abb. 93

Der weite Blick

Ziel/Wirkung
Blickfeld-Erweiterung.
Ausgangsposition
Aufrechter Sitz oder Stand.
Ausführung
• Rahmen Sie mit Ihren Händen einen Ausschnitt Ihres Monitorbildes ein und verkleinern Sie den Ausschnitt, indem Sie die Hände noch näher zueinander führen.
• Nehmen Sie Ihr so begrenztes Blickfeld wahr.
• Wenden Sie sich vom Bildschirm ab und rahmen Sie mit Ihren Händen einen anderen Bildausschnitt in Ihrer Umgebung ein (Abb. 94).
• Lassen Sie Ihren Blick in der Mitte des Rahmens ruhen.
• Vergrößern Sie dann langsam den Abstand zwischen Ihren Händen und

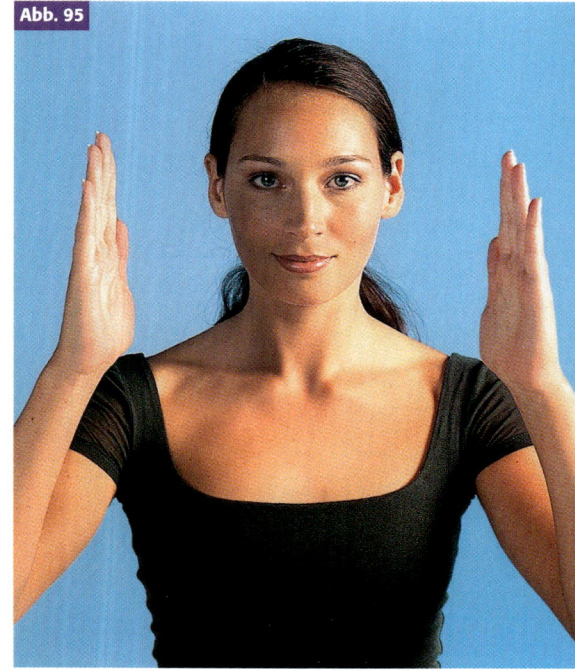

Abb. 95

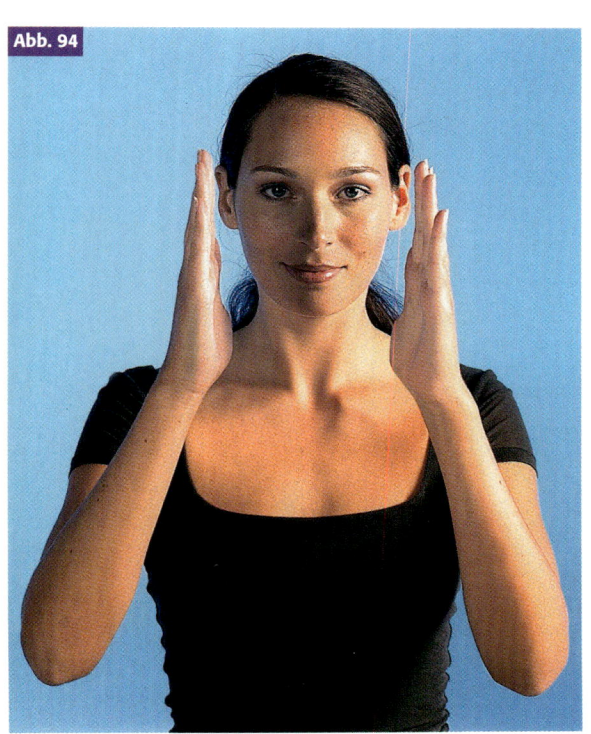

Abb. 94

nehmen Sie nach und nach den gesamten Bildeindruck wahr (Abb. 95).
• Genießen Sie das Gesamtbild, auch wenn es verschwimmen sollte und Sie den Rahmen nur noch als Schatten wahrnehmen können.
• Variieren Sie die Rahmengröße einige Male und genießen Sie die Weite und Tiefe Ihrer Sehwahrnehmung .

Blickpunkte
• Erweitern Sie Ihr Blickfeld auch in vertikaler Ebene, indem Sie den Rahmen oben und unten setzen.
• Lassen Sie Ihren Blick bei jeder Gelegenheit in die Ferne schweifen, aus dem Fenster zum Horizont oder in die Weite des Raumes (platzieren Sie ein Poster mit Tiefenwirkung an eine Ihrer Bürowände). Entspannen Sie Ihren Blick und eröffnen Sie Ihm das weite, weiche Sehen.

Nasenpinsel

Ziel/Wirkung
Augenentspannung.
Ausgangsposition
Aufrechter Sitz oder Stand.
Ausführung
● Schließen Sie die Augen und stellen Sie sich vor, an Ihrer Nase ist ein Pinsel befestigt (zur leichteren Vorstellung können Sie auch einen Stift in den Mund nehmen).

● Beginnnen Sie nun beispielsweise die Umrisse Ihres Bildschirms oder einer Leinwand mit diesem Pinsel in Ihrer Lieblingsfarbe anzumalen (Abb. 96).

● Malen Sie zuerst die Außenbegrenzungen, dann in Auf- und Abbewegungen den ganzen Bildschirm an.

● Wechseln Sie nun zu Hin- und Herbewegungen, bis die gesamte Bildfläche mit Farbe bedeckt ist.

● Wählen Sie eine weitere Farbe und beginnen Sie, ausgehend von einem Punkt im Zentrum des Monitors, in kreisenden Bewegungen eine immer größer werdende Spirale auf die bereits gefärbte Fläche zu malen.

● Lassen Sie nach Erreichen des größten Radius in umgekehrter Richtung diese Kreise wieder kleiner werden.

● Im Zentrum zurückgekehrt, schließen Sie noch einige liegende und stehende Achten an.

● Lehnen Sie sich zurück und genießen Sie Ihr Kunstwerk.

Blickpunkt
Unterbrechen Sie Ihre Arbeit ab und zu dadurch, dass Sie vom Bildschirm aufblicken. Schalten Sie beispielsweise um von der linken auf die rechte Gehirnhälfte, indem Sie eintauchen in einen Tagtraum oder sich Formen, Bilder und Farben vorstellen.

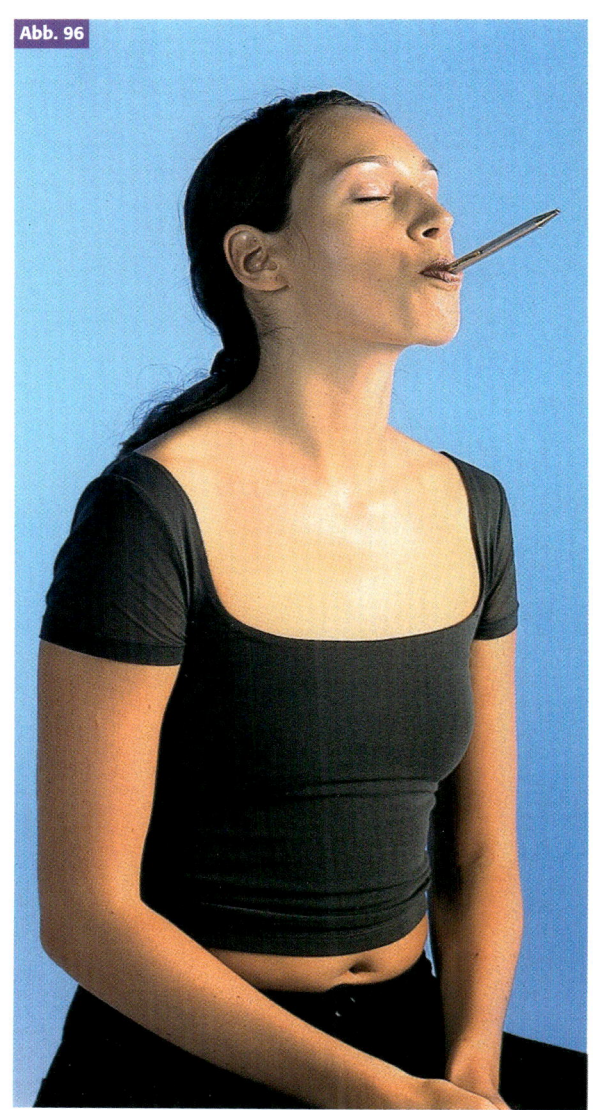
Abb. 96

Übungsprogramm 6

Kleiner Drache

Ziel/Wirkung
Aktivierung der Rücken- und Schulter-
gürtelmuskulatur, Atemvertiefung.
Ausgangsstellung
Aufrechter Stand.

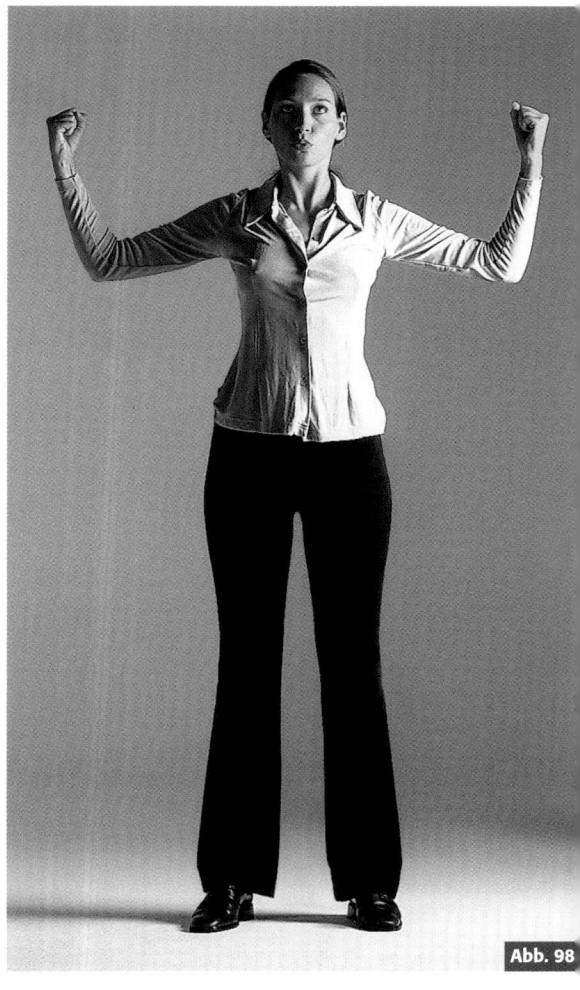

Abb. 98

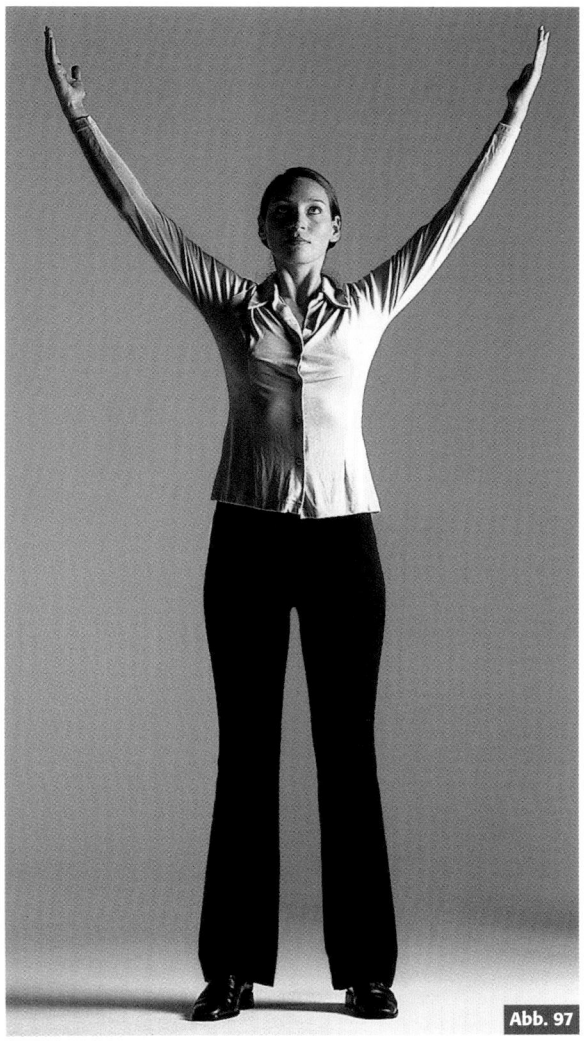

Abb. 97

Ausführung
• Strecken Sie Ihre Arme nach oben
aus und atmen Sie dabei langsam ein
(Abb. 97).
• Ballen Sie Ihre Hände zu Fäusten und
ziehen Sie beide Arme gleichzeitig voller
Spannung nach unten (Vorstellung: ein
Gewicht nach unten ziehen), während
Sie kontrolliert ausatmen (Abb. 98).

- Sobald Ihre Hände in Schulterhöhe sind, öffnen Sie die Hände und drücken mit den Handflächen kräftig nach unten (Vorstellung: Gewicht nach unten wegdrücken). Lassen Sie Ihre Atemluft langsam ausströmen (Abb. 99) und begleiten Sie das Ausatmen mit einem »sch«!
- Wiederholen Sie den gesamten Kreislauf 3-mal.

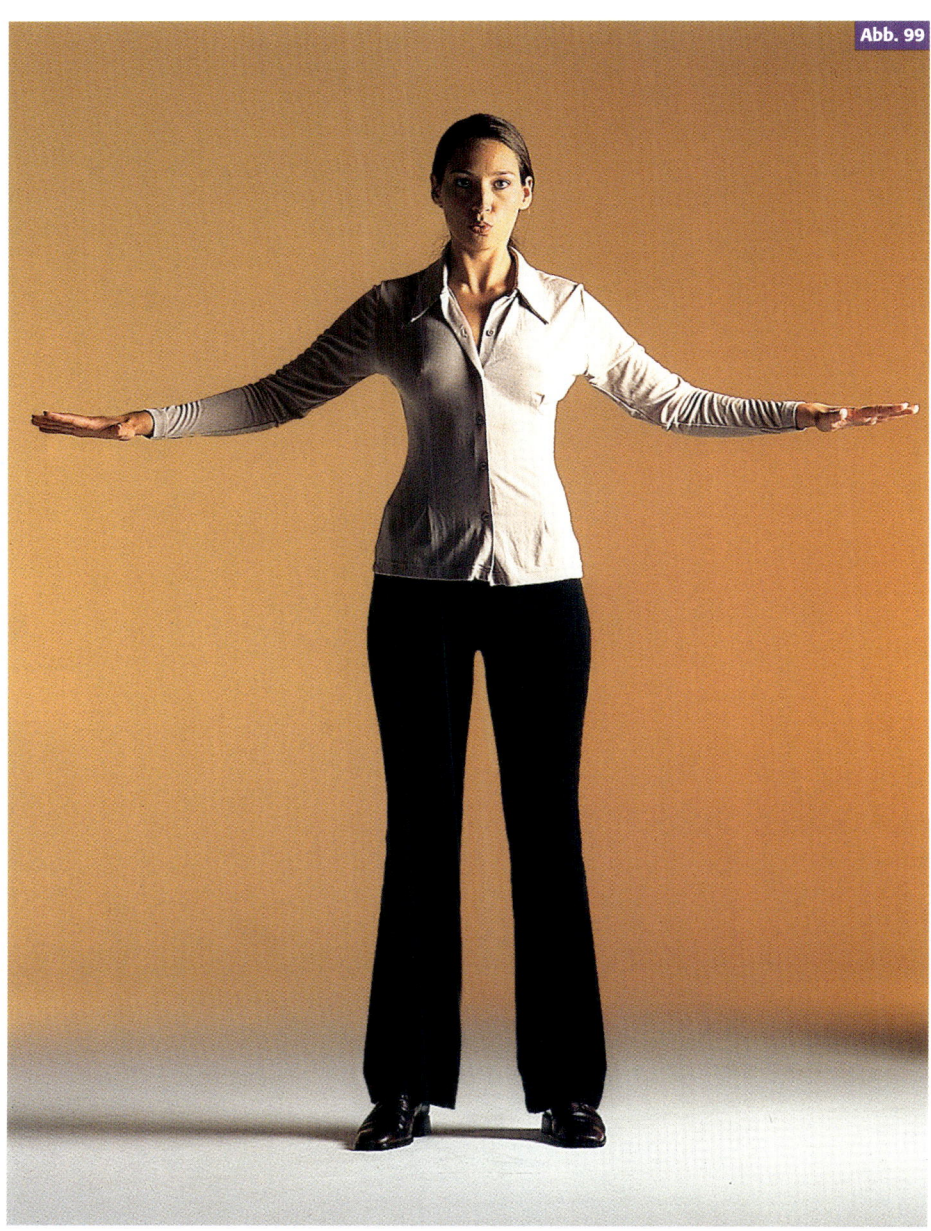

Abb. 99

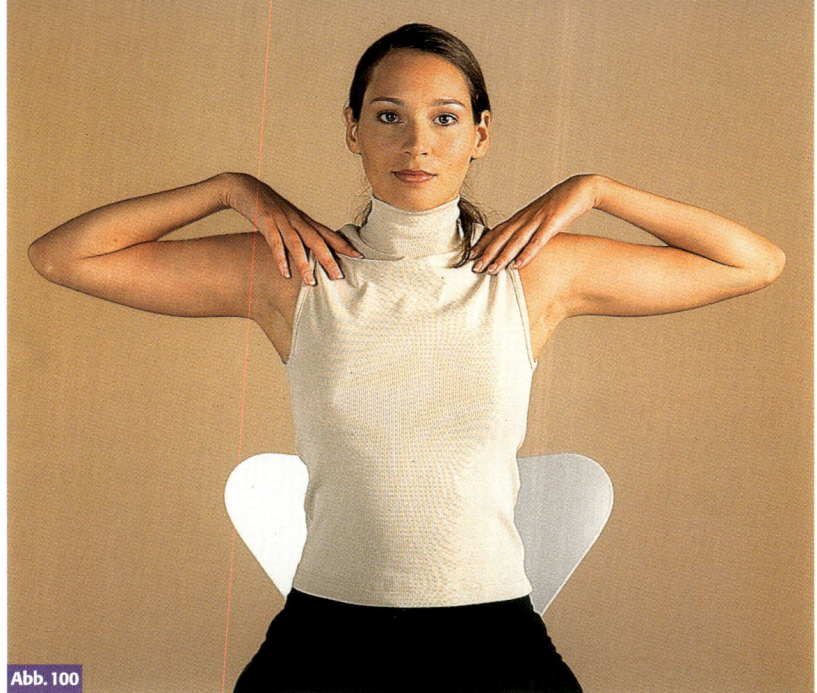

Abb. 100

Sich verdrehen

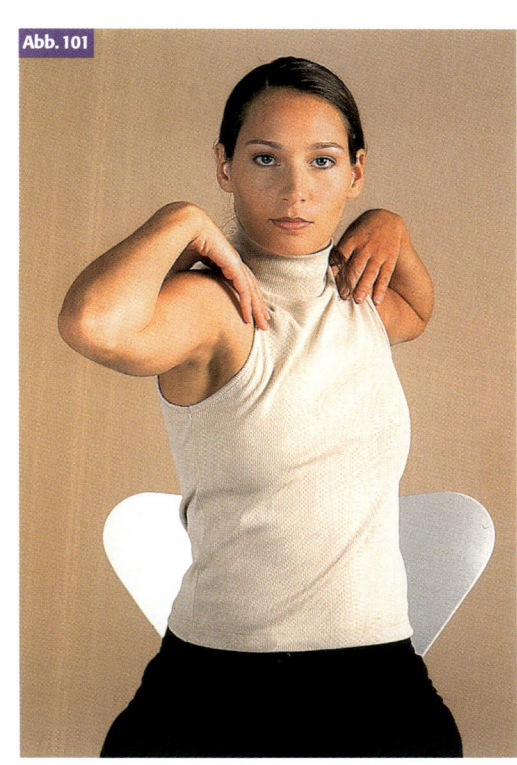

Abb. 101

Ziel/Wirkung
Mobilisierung der Wirbelsäule, Dehnung
der Rumpfmuskulatur.
Ausgangsposition
Aufrechter Sitz.
Ausführung
• Legen Sie beide Hände auf Ihre
Schultern, Ellbogen in Schulterhöhe
(Abb. 100).
• Drehen Sie Ihren Oberkörper so weit
es geht nach links, so dass Ihr rechter
Ellbogen nach vorne zeigt (Abb. 101).
• Richten Sie Ihren Blick nach vorne
und versuchen Sie über Ihre rechte
Schulter zu schauen.
• Halten Sie die Dehnposition für 15
Sekunden.
• Wechseln Sie zur anderen Seite.

Blickpunkt
Achten Sie darauf, dass sich die Sitzfläche nicht mitdreht.

Brust heraus

Ziel/Wirkung
Dehnung der Brustmuskulatur.
Ausgangsposition
Aufrechter Sitz.
Ausführung
• Greifen Sie mit beiden Händen an Ihre Rückenlehne.
• Ziehen Sie Ihre Schultern zurück, indem Sie mit den Händen an der Rückenlehne ziehen, dabei bewegen sich die Schulterblätter in Richtung Wirbelsäule (Abb. 102).
• Halten Sie die Dehnposition für 15 Sekunden.

Blickpunkt
Zur Vorbeugung einer Hohlkreuz-haltung halten Sie bitte Ihre Bauch-muskulatur angespannt.

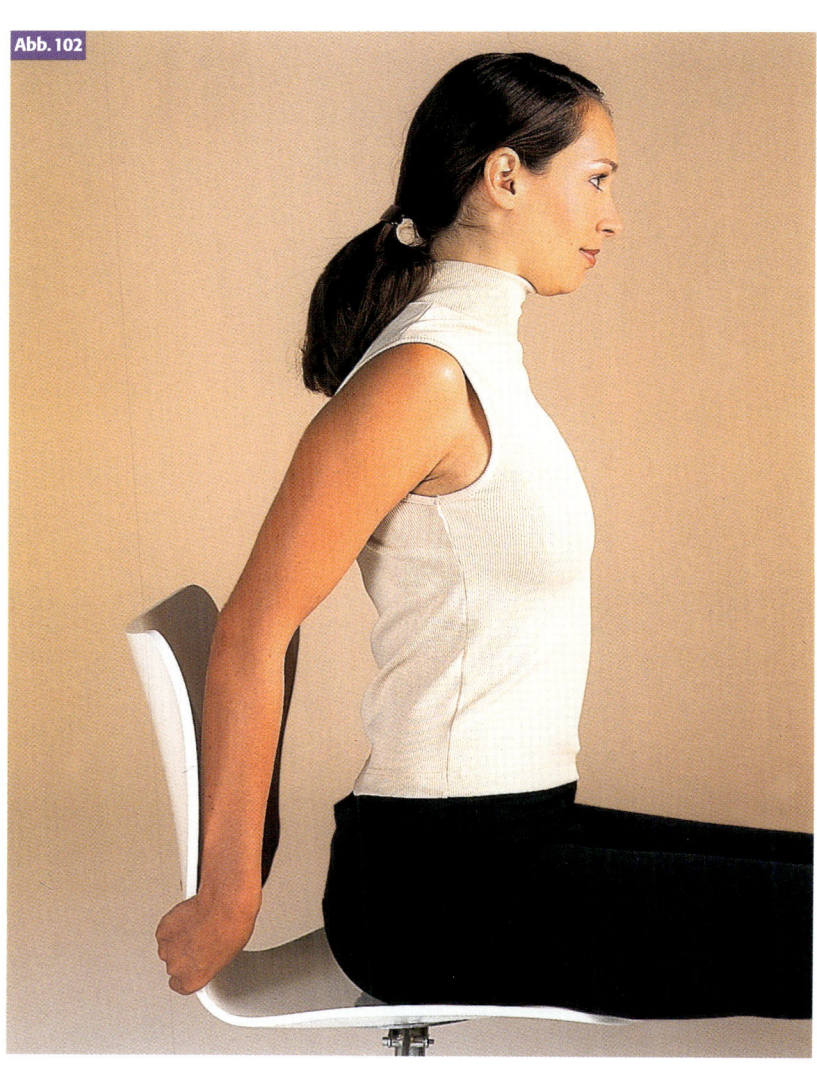

Abb. 102

Schultern zurück

Ziel/Wirkung
Aktivierung der Muskulatur zwischen
den Schulterblättern.

Ausgangsposition
Aufrechter Sitz oder Stand.

Ausführung
• Legen Sie Ihre Hände entspannt auf
den Oberschenkeln ab (Abb. 103) oder
lassen Sie sie locker neben Ihrem Kör-
per hängen.
• Ziehen Sie beide Schultern geradlinig
nach hinten (Abb. 104).
• Halten Sie die Spannung für 10
Sekunden.
• Wiederholen Sie die Übung 10-mal.

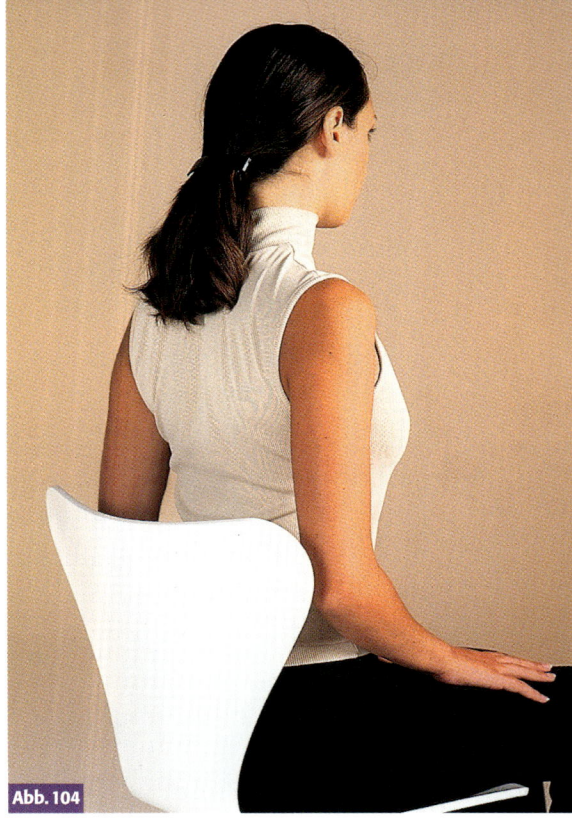

Abb. 104

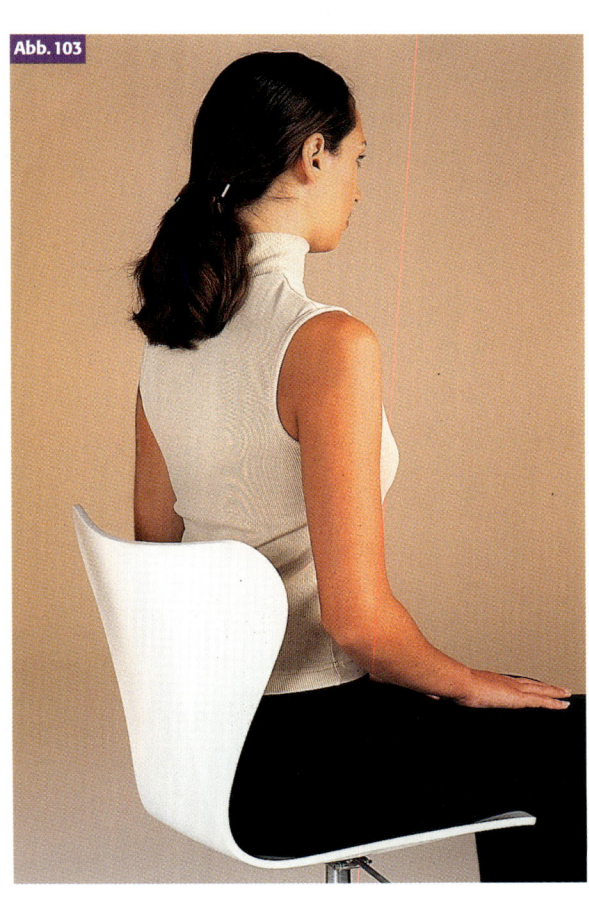

Abb. 103

Fehlerquelle
Kopf zieht nach vorne.

Korrektur
Kinn leicht nach hinten ziehen
(»Doppelkinn«) und die Halswirbelsäule in Verlängerung der Wirbelsäule
belassen.

Blickpunkt
Beobachten Sie im Laufe des Tages
bewusst Ihr Umfeld, insbesondere die
Schulterhaltung Ihrer Mitmenschen.
Sehen Sie, wie viele Menschen ihre
Schultern hängen lassen? Spüren Sie
dann selbst in sich hinein und verändern Sie Ihre wahrscheinlich auch
etwas »hängende« Schulterposition
in eine aufgerichtete. Fühlt sich das
gut an?

Durchhänger

Ziel/Wirkung
Dehnung der Rückenmuskulatur.
Ausgangsposition
Aufrechter Sitz.
Ausführung
• Sinken Sie in sich zusammen und stützen Sie Ihre Unterarme auf Ihren Oberschenkeln auf (machen Sie sich rund).

• Lassen Sie dabei Ihren Kopf hängen und richten Sie Ihren Blick nach unten (Abb. 105).
• Atmen Sie 3 mal tief durch und strecken Sie danach Ihre Wirbelsäule.
• Lassen Sie Ihren Oberkörper gestreckt zwischen Ihren Schultern hängen (Abb. 106).
• Halten Sie die Position 10 Sekunden.
• Wechseln Sie die beiden Körperhaltungen 3-mal.

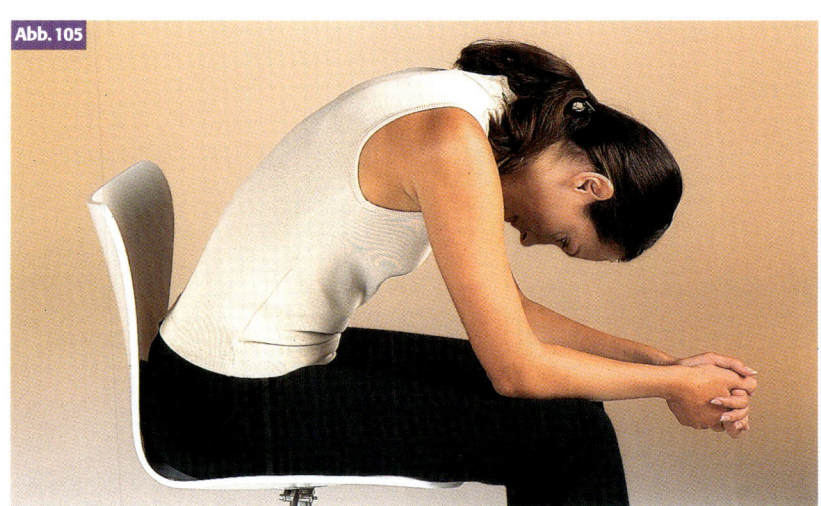

Abb. 105

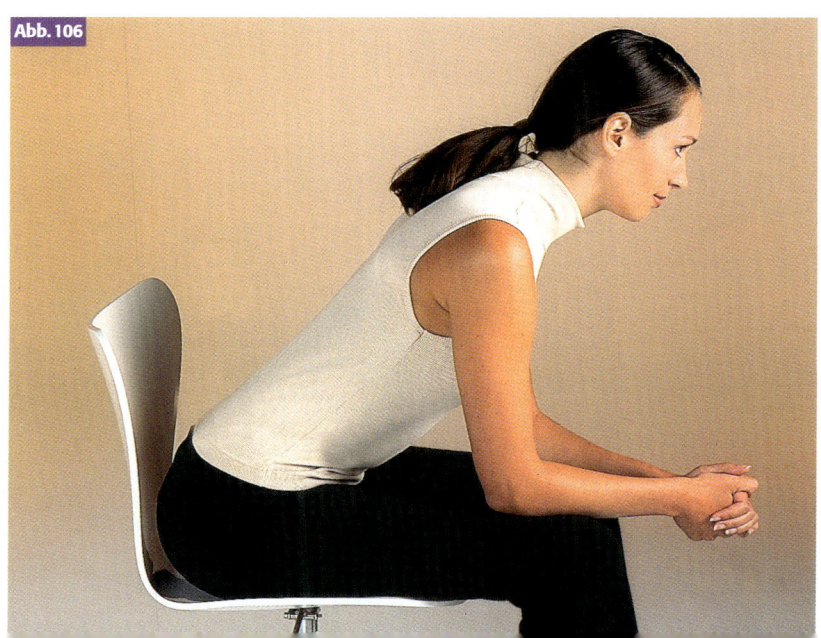

Abb. 106

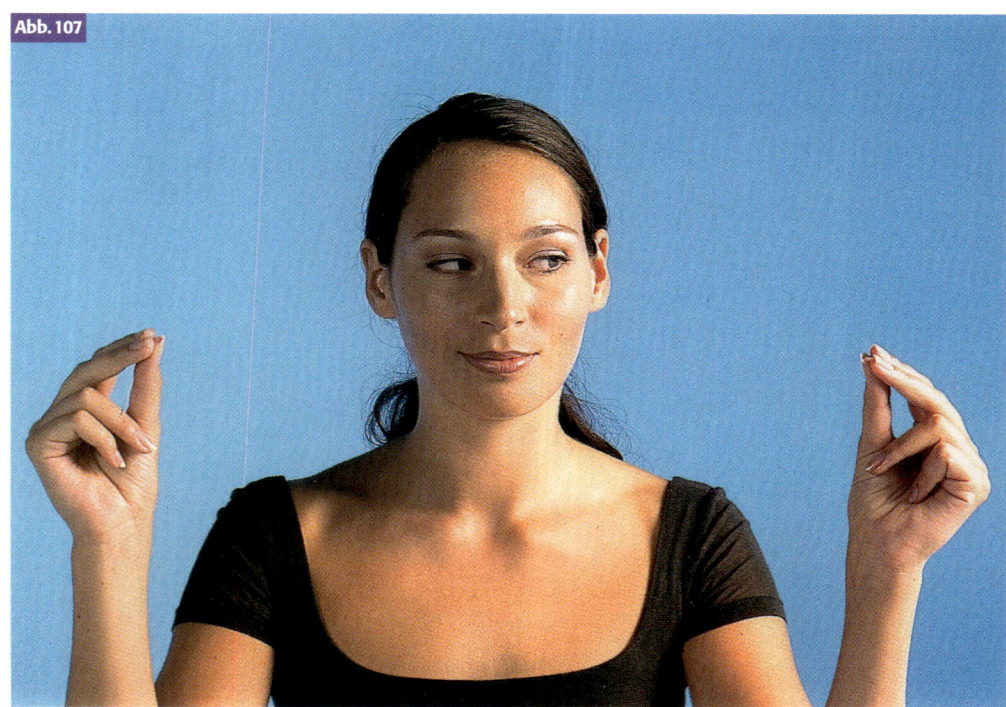

Abb. 107

Eine Maus wandern lassen

Ziel/Wirkung
Aktivierung der Augenmuskulatur.
Ausgangsposition
Aufrechter Sitz oder Stand.
Ausführung
• Heben Sie beide Hände in Nasen-
höhe an.
• Stellen Sie sich vor, zwischen Ihren
Händen ist ein Seil gespannt, auf dem
sich eine kleine niedliche Maus hin
und her bewegt.
• Sie verfolgen die Bewegung der Maus
mit Ihren Augen, ohne den Kopf mitzu-
drehen (Abb. 107).
• Lassen Sie Ihren Blick auf dem Seil
10-mal hin und her wandern.
• Verändern Sie anschließend den
Abstand Ihrer Hände und auch die Be-
wegungsrichtung: vertikal, diagonal,
kurze Wege, lange Wege.

Akupressur für den Nacken

Ziel/Wirkung
Entspannung der Nackenmuskulatur,
Durchblutungsförderung.
Ausgangsposition
Aufrechter Sitz oder Stand.
Ausführung
• Platzieren Sie Ihre Finger auf dem
Hinterkopf und legen Sie Ihre Daumen
unterhalb des Schädelbasisrandes ab
(Abb. 108).
• Üben Sie sanften Druck mit Ihren
Daumenkuppen auf diese beiden
Punkte aus (Sie sollen einen Druck
spüren, jedoch keinen Schmerz emp-
finden).
• Halten Sie die Akupressurpunkte für
mindestens 30 Sekunden gedrückt.
• Massieren Sie anschließend unter
sanftem Druck in kreisförmigen, von
der Wirbelsäule nach außen gerichteten

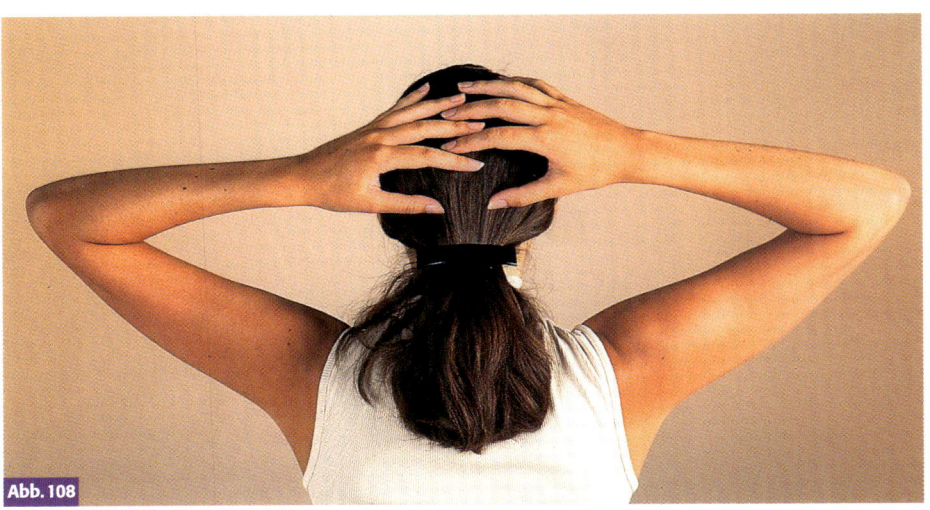

Abb. 108

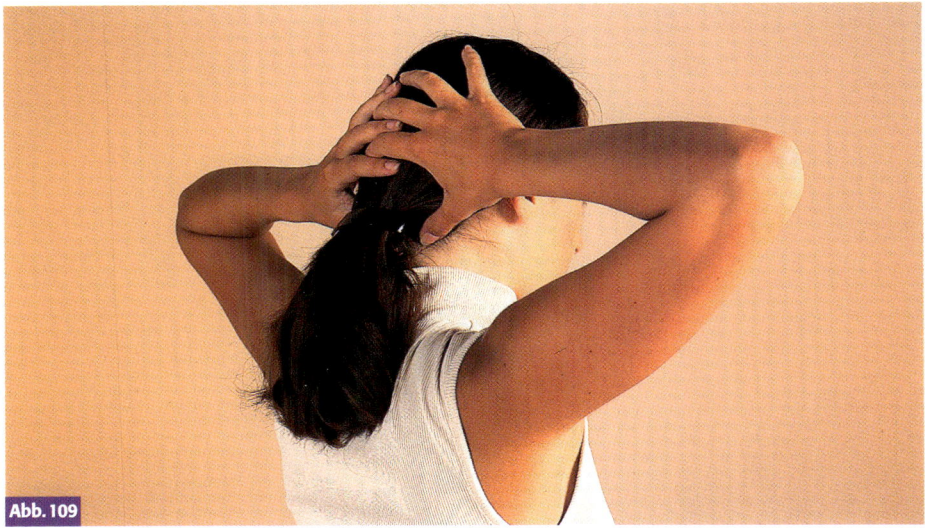

Abb. 109

Bewegungen diese Punkte für weitere 30 Sekunden.

• Wandern Sie dann mit Ihren Daumen einen Zentimeter tiefer, rechts und links an Ihrer Halswirbelsäule entlang (Abb. 109).

• Legen Sie die Daumen ab und verfahren Sie wie vorher beschrieben.

• Akupressieren und massieren Sie so Ihre gesamte Nackenmuskulatur.

Blickpunkte

• Beschreiben Sie sanft und kontrolliert mit Ihrem Kopf Achten, Spiralen, Kreise oder Linien, wenn Sie Anspannungen im Nacken spüren oder Ihre Kopfgelenke lockern wollen.

• Nutzen Sie auch Kurzmassagen, um Anspannungen im Nacken zu lockern.

Fingerregen

Ziel/Wirkung
Entspannung der Gesichtsmuskulatur.
Ausgangsposition
Aufrechter Sitz.
Ausführung
- Kneifen Sie Ihre Augen zusammen.
- Rümpfen Sie Ihre Nase.
- Pressen Sie Ihre Lippen ganz fest aufeinander (Abb. 110).

- Halten Sie die Gesichtsanspannung für 10 Sekunden.
- Entspannen Sie Ihre Muskulatur und beginnen Sie mit Ihren Fingerkuppen sanft über Ihr Gesicht zu trommeln.
- Lassen Sie Ihre Finger wie warme Regentropfen weich über Ihre Stirn (Abb. 111), Ihre Wangen (Abb. 112) und Ihre Nasenpartie (Abb. 113) gleiten.
- Verwöhnen Sie Ihr Gesicht für mindestens 1 Minute.

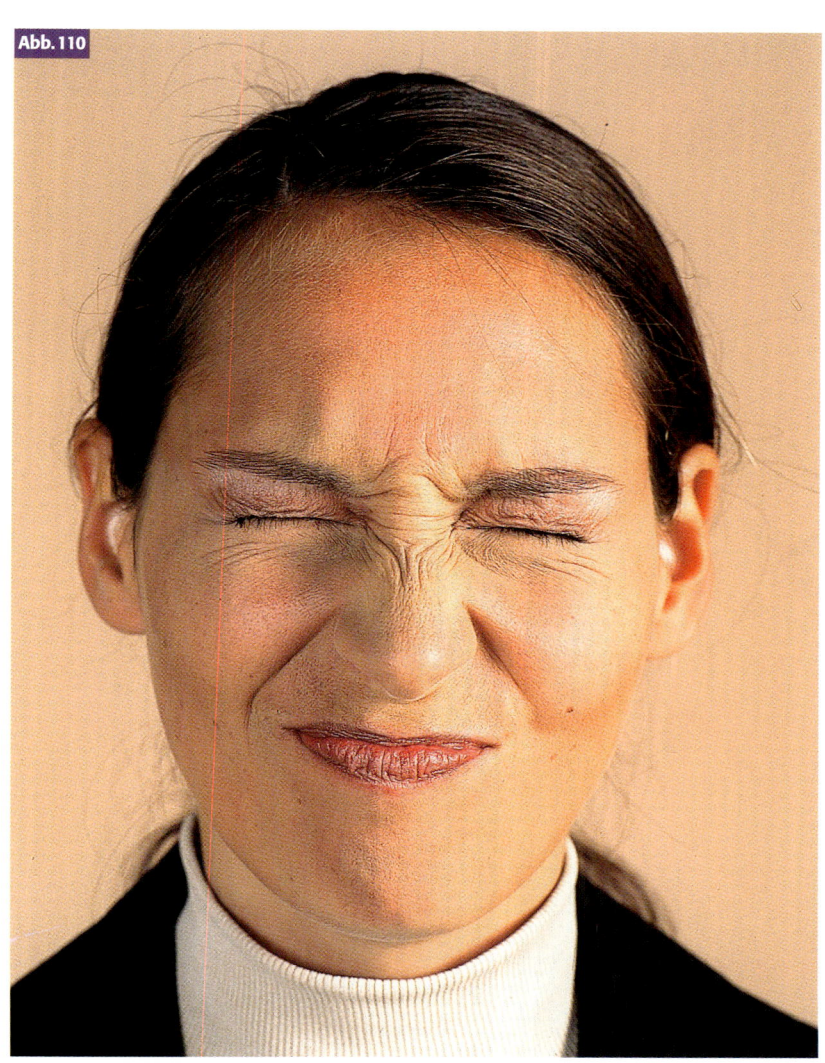

Abb. 110

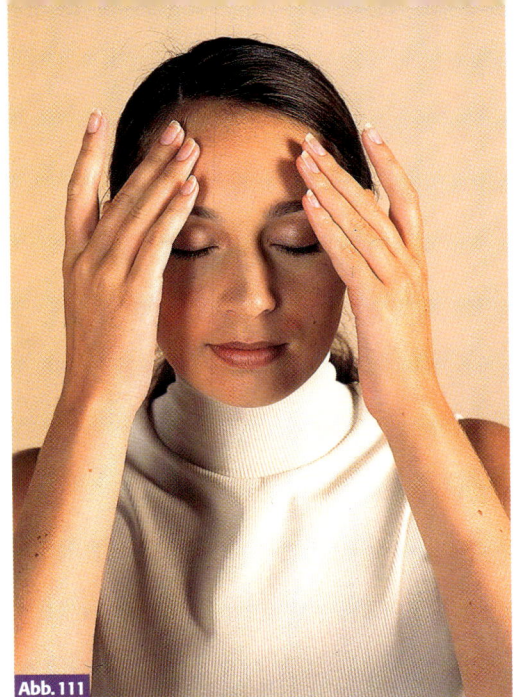

Abb. 111

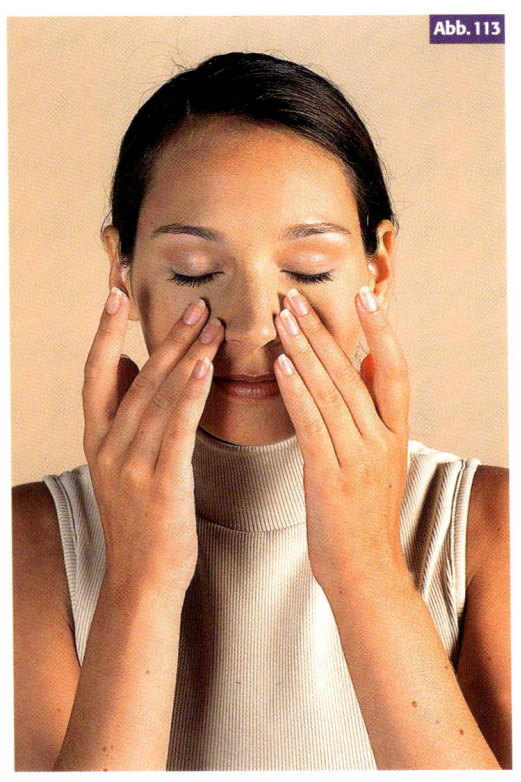

Abb. 113

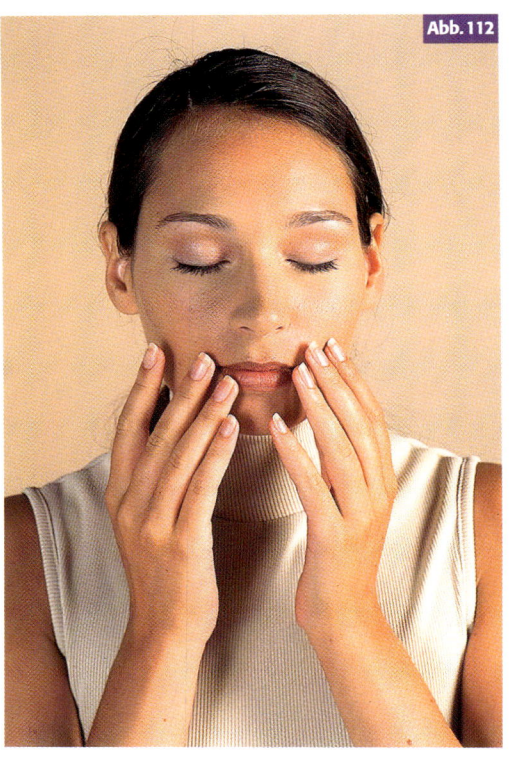

Abb. 112

Blickpunkte

- Lösen Sie durch sanfte Klopfmassagen, besonders um die Augen herum, Anspannungen in Ihrem Gesicht. Nutzen Sie auch die Akupressur, um sich zwischendurch kurz zu entspannen.
- Gönnen Sie Ihrem Gesicht ab und zu eine Lockerung, indem Sie Grimassen schneiden oder übertrieben die Vokale a e i o u mit Ihrem Mund formen.

Ausgleichsprogramme auf einen Blick

Übungsprogramm 1

Aufrechter Stand: S. 34
Füße hüftbreit am Boden aufgestellt – Knie entspannt und locker – Bauch- und Gesäßmuskulatur leicht angespannt – Kopf in Verlängerung der Wirbelsäule

Beckenschaukel im Stand: S. 35
Wechsel Hohlkreuz – Anspannung Bauch- und Gesäßmuskulatur

Nach den Sternen greifen: S. 35
Streckung eines Armes Richtung Decke – gleichzeitig Anheben der gegenüberliegenden Ferse

Arm-/Handpumpe: S. 36
Schließen und Öffnen der Hände – gleichzeitig Armrotation ausführen

Schulterkreisen rückwärts: S. 38
Rückwärtsrollen der Schultern

Posaune: S. 39
Fokussierung des Daumens – gleichzeitig Nah- und Fernbewegung des Armes

Bürofliege: S. 41
Blick wandert im Büro umher

Palmieren: S. 42
Mit den Händen die Augen abdecken und entspannen

Übungsprogramm 2

Wadenpumpe: S. 44
Heben und Senken der Fersen

Armschwünge vorwärts: S. 45
Heben und Senken der Arme – gleichzeitig Knie beugen und strecken

Aufrechter Sitz: S. 46
Füße hüftbreit aufgestellt – Kniegelenk mindestens im 90-Grad-Winkel – Becken nach vorne gekippt – nach oben aufgerichtetes Brustbein – Kopf in Verlängerung der Wirbelsäule

Beckenschaukel sitzend: S. 47
Abwechselnd das Becken fallen lassen und kippen

Augen-Yoga: S. 48
Blick abwechselnd in alle Ebenen (recht – links, hoch – runter, diagonal) richten

Lichtbaden oder »Der helle Glanz«: S. 50
Geschlossene Augen in einer intensiven Lichtquelle baden

Übungsprogramm 3

Knieheben überkreuzt: S. 52
Abwechselnd rechtes und linkes Knie anheben – gleichzeitig das jeweilige Knie mit der entgegengesetzten Hand berühren

Leichtes Schwingen: S. 53
Sanftes Hin- und Herschwingen im Stand

Dehnung der Oberschenkelrückseite: S. 53
Im Sitz: Ausstrecken eines Beines nach vorne mit angezogener Fußspitze – der aufgerichtete Oberkörper neigt sich über das Bein

»Weiß ich nicht«-Übung: S. 56
Hinauf- und Herunterziehen der Schultern

Peitsche: S. 57
Ein Auge mit der entgegengesetzten Hand abdecken – andere Hand mit nach oben gestrecktem Daumen nach vorne ausgestreckt – langsame Hinbewegung des Daumens zum Auge – peitschenartiges Rückkehren in die Ausgangsposition

Mit der Nadel umwandern: S. 58
Umwandern von verschiedenen Objekten mit dem Blick

Augen-Akupressur: S. 59
Sanftes Drücken und Massieren von verschiedenen Akupressurpunkten im Gesicht

Übungsprogramm 4

Gegenläufiges Armkreisen: S. 62
Armkreisen mit entgegengesetzter Richtung der beiden Arme

»Brett vorm Kopf«: S. 63
Anspannen der verschiedenen Hals-Nacken-Muskeln gegen einen selbst mit der Hand gesetzten Widerstand – Hand auf Stirn, Schläfen und Hinterkopf

Schon einen schiefen Blick riskiert?: S. 65
Kontrolliertes Seitneigen des Kopfes Richtung Schulter – gleichzeitiges Herunterziehen der Schulter zur Dehnungssteigerung

Liegende Acht: S. 67
Beschreiben einer liegenden Acht mit den Armen – gleichzeitig sanftes Mitschwingen des Körpers

Fingertor: S. 69
Ein Zeigefinger nach oben gestreckt ca. 30 Zentimeter vor der Nase – andere Hand mit nach oben gerichtetem Zeigefinger nach vorne ausgestreckt – Wechsel des Blickes von dem vorderen zum hinteren Zeigefinger und umgekehrt – Blick auf einen Punkt hinter den Fingern – Wahrnehmung des Doppeltsehens

Eigenmassage: S. 71
Massieren der Kopfhaut, der Hals-, Nacken- und Schultermuskulatur

Übungsprogramm 5

Großer Pendel: S. 73
Abgestützt am Schreibtisch in Schrittstellung den freien Arm vor- und zurückpendeln lassen – gleichzeitig das Gewicht vom vorderen aufs hintere Bein verlagern und umgekehrt

Haltung aufbauen: S. 75
Im Wechsel »Zusammendrücken« der Tastatur – Auseinanderziehen der vor der Brust ineinander verhakten Hände

Flügel schlagen: S. 77
Anheben und Senken der Schultern – Spreizen der Ellbogen vom Körper und Heranführen derselben an den Rumpf

Baum im Wind: S. 79
Sanftes Schwingen mit dem Körper

Der weite Blick: S. 80
Setzen eines Blickrahmens mit den Händen – Vergrößerung des Rahmens durch das Auseinanderführen der Hände

Nasenpinsel: S. 81
Imaginäres Bemalen des Monitors oder einer Leinwand mit Farbe

Übungsprogramm 6

Kleiner Drache: S. 82
Hinunterziehen und -drücken eines »Gewichtes«

Sich verdrehen: S. 84
Rotation des Rumpfes nach rechts und links

Brust heraus: S. 85
Schultern nach hinten ziehen durch Zug an der hinteren Sitzfläche/Rückenlehne

Schultern zurück: S. 86
Geradliniges Zurückziehen der Schultern

Durchhänger: S. 87
Beugen und Strecken der Wirbelsäule im Sitz

Eine Maus wandern lassen: S. 88
Verfolgen einer imaginären, auf einem Faden laufenden Maus mit dem Blick

Akupressur für den Nacken: S. 88
Sanftes Drücken und Massieren von verschiedenen Akupressurpunkten am Hinterkopf und im Nacken

»Fingerregen«: S. 90
Grimasse schneiden – Fingerkuppen sanft über das Gesicht trommeln lassen

Verwendete und weiterführende Literatur

BIRKENBIHL, V.: Stroh im Kopf? mgv-Paperbacks, Landsberg am Lech 1995

DENNISON, G./P. DENNISON/J.TEPLITZ: Brain-Gym fürs Büro. VAK Verlag, Freiburg 1996

DITZINGER, T./A. KUHN: Phantastische Bilder. Südwest Verlag, München

FÖRSTER, C./R. VOGEL: PC-Ergonomie und Ökologie. dtv, München 1994

HÖFLER, H.: Die Nackenschule. BLV Verlag, München 2000

KRENZ, M.: Augen-Entspannung am Computer. Gräfe und Unzer Verlag, München 1990

KRUG, S./B. KLOSE: Fit im Job. Bayerischer Rundfunk, München 2000

LEYDHECKER, W./F. GREHN: Der Augen-Ratgeber. TRIAS Verlag, Stuttgart 1996

OPPOLZER, U.: Verflixt, das darf ich nicht vergessen! Humboldt-Taschenbuch, München 1995

OSTERMEIER-SITKOWSKI, U.: Augentraining. So stärken Sie Ihre Sehkraft. Midena Verlag, Rombach 2000

PERRY, S.: 3 D – Die Dritte Dimension. ArsEdition, München 1994

SCHNEIDER, D.: Augentraining am Bildschirm. mvg Verlag, München 1993

SCHUTT, K.: 10 Minuten Augentraining. Falken TB Verlag, Niedernhausen 1998

SITZER: Gutes Sehen am Computer. Econ-Verlag, Düsseldorf 1994

SPITZER-NUNNER, E.: Augentraining. Besser sehen kann man lernen. Econ TB Verlag, München 1996

TERÊSÁK, D.: Sehschule. Unveröffentlichtes Seminarmanual der Motio Chiemgau 1996

WENDT, P.: Im Mittelpunkt der Mensch. König + Neurath, Karben 1994

ZÜNDORF, U.: Top im Kopf. ZDF Gesundheitsmagazin, 1996

Diverse Schriften des Bayerischen Staatsministeriums für Arbeit, Familie und Sozialordnung und der Berufsgenossenschaften